TRUCOS PARA LA AUTODEFENSA Y PROTECCIÓN

TRUCOS PARA LA AUTODEFENSA Y PROTECCIÓN

Paula Mercadal

C/ Primavera, 35
Polígono Industrial El Malvar
28500 Arganda del Rey
MADRID-ESPAÑA

ISBN: 84-9764-534-0
Depósito legal: M-1085-2005

Colección: Trucos
Título: Trucos para la autodefensa y protección
Autor: Paula Mercadal
Coordinación de la obra: Servicios Integrales de Comunicación
Olga Roig
Asesores: Luisa Cantarín, Lucía Domingo, Elisenda Gracia,
Ana Ibáñez, Maribel Lopera, Dionisio Trillo
Redacción y documentación: Patricia Bell, Adriana Magali,
Lydia Shammy, Eva Shongart, Yosano Sim
Corrección: F.M. Letras
Concepción gráfica: CKR Diseño

Diseño de cubierta: Alexandre Lourdel
Impreso en: COFÁS

IMPRESO EN ESPAÑA – *PRINTED IN SPAIN*

ÍNDICE

INTRODUCCIÓN

La autodefensa es un derecho legítimo que todos tenemos y que debemos ejercer en caso de necesidad. Cada vez son más las agresiones que nos acechan en estos tiempos cambiantes y convulsos. Las grandes urbes han creado un clima crispado que se ha convertido en terreno abonado para todo tipo de delincuentes. Por una parte, la necesidad económica lleva a muchos a cometer delitos de toda clase para conseguir dinero. Y esa necesidad puede llevar a la agresión y en caso extremo al asesinato. Por otra parte, también existen muchas personas que padecen problemas de índole psicológica y que canalizan la agresividad con actos violentos.

Sin embargo, tampoco tenemos que exagerar el panorama. Es cierto que hay amenazas, pero no podemos vivir en el miedo. Por ello debemos contar con mecanismos que nos devuelvan la tranquilidad, que nos permitan continuar con nuestra vida diaria sabiendo que contamos con toda la protección que podemos conseguir. Es cierto que estos métodos también pueden fallar, pero tampoco es tan fácil como parece. Cuantas más precauciones tomemos, más fácil será eludir una posible situación de peligro.

Sin embargo, cuando empleamos la palabra autodefensa, inmediatamente nos imaginamos que tenemos que convertirnos en una suerte de Bruce Lee, dispuesto a dar patadas a diestro y siniestro. No todos nos sentimos capaces de emular al genio del kung-fu y bajo ese pretexto no hacemos nada más por mantener nuestra seguridad.

Este libro, precisamente, pretende acabar con este tipo de excusas. Todos podemos protegernos y podemos emplear métodos que nos libren de las posibles situaciones que entrañen violencia. No hace falta entrar en la pelea cuerpo a cuerpo. Tal como señalan los especialistas: la mejor autodefensa no siempre es el ataque.

Para una buena autodefensa debemos emplear principalmente nuestra mente. Saber qué decisiones tomar en cada momento en un factor clave a la hora protegernos. También es importante la prevención. Todas las medidas que tomemos para evitar una situación de peligro siempre serán mucho más efectivas.

Por tanto, en este libro se abordará, de tú a tú y de una forma muy directa y clara, el tema de la autodefensa desde un punto de vista global. Se hablará de cómo controlar la mente y ejercitarla para sacar el mayor partido en una situación de este tipo. Indicaremos la forma más recomendable de comportarse en una situación concreta. Saber los pasos que los especialistas recomiendan dar en estos momentos es una forma de salir ilesos de un trance de estas características. A bote pronto, ¿qué haría cualquiera de nosotros ante un atraco? ¿Y si oyéramos ruido y estuviéramos seguros de que alguien está a punto de entrar en nuestra casa? Pues en uno de los capítulos de este libro se indica qué hacer en cada uno de estos casos para sufrir el menor daño posible y reaccionar de la mejor manera posible.

Evidentemente, en este libro también se tratará el tema de la autodefensa cuerpo a cuerpo. Se ofrecerán trucos sencillos y fáciles, pero altamente efectivos, que pueden librarnos de una agresión. Los autores de este libro recomiendan que después de leerlos, los lectores intenten practicarlos. Ésa es la mejor forma de que nos acostumbremos a ellos y que podemos llevarlos a cabo en el momento en que sea indispensable emplearlos.

Por último, el anexo de este manual ofrecerá un listado de las armas más empleadas en la defensa personal. Los autores recomiendan ir con gran cuidado a la hora de emplearlas. También se ofrecerá información sobre instrumentos que se han comercializado en los últimos tiempos y que se destinan a la autodefensa.

La lectura de este libro es una forma de protegernos de los peligros de nuestra sociedad. En un momento crítico, tal vez vengan a nuestra cabeza las palabras que un día leímos y quizá seguir estos consejos pueda ayudarnos a superar todo tipo de situaciónes peligrosas.

01

LA AUTODEFENSA

En los últimos tiempos se ha hablado mucho de la palabra autodefensa. Vivimos en un mundo cada vez más convulso, donde las amenazas se multiplican y la inseguridad crece. No se trata, tampoco, de crear un estado de alarma. Las Fuerzas de Seguridad están para controlar esas amenazas y son efectivas en la mayoría de los casos. De todas formas, muchos son los ciudadanos que sienten temor de ser atracados o secuestrados. La autodefensa, en estos casos, tiene una doble vertiente: por una parte sirve para repeler un ataque y por otra para otorga al individuo la tranquilidad de que en caso de ser amenazado cuenta con recursos suficientes para salir airoso del trance. En muchas ocasiones, esa situación nunca se dará, pero uno respira más tranquilo cuando sabe que en un caso extremo podría responder eficientemente a la agresión.

Este último punto ha cobrado últimamente mucha importancia. La autodefensa da seguridad en uno mismo y es una forma de mantener el organismo en forma y ejercitar los mecanismos de alerta. La vida social hace que en muchas ocasiones olvidemos estas defensas ancestrales que nos brinda nuestro cuerpo. En el tiempo en el que nos paseábamos con taparrabos y nos enfrentábamos a dinosaurios, los hombres estábamos acostumbrados a estar en constante alerta. Ese mecanismo ancestral sigue en nuestro cuerpo. Cuando se presenta un peligro, hay una descarga de adrenalina, se agudizan los sentidos y se produce toda una respuesta orgánica que nos hace más fuertes, rápidos y osados. Es una forma que tiene el cuerpo de mantenernos despiertos y con las capacidades que poseemos al máximo rendimiento. La mayoría de los psicólogos considera que ésta es una respuesta sana, que sólo se convierte en nociva cuando se alarga demasiado en el tiempo. Estar constantemente crispados no consigue más que desgastar esos mecanismos y agotar al individuo. Por eso, esa respuesta debe ser puntual y no debe convertirse en una constante. No podemos vivir constantemente temiendo por nuestra seguridad.

Con la vida sedentaria, en muchas ocasiones dejamos de emplear estos mecanismos. O los invertimos en situaciones de estrés diario para los que no han sido diseñados. Cuando, por ejemplo, nos estamos una noche en vela trabajando, estamos empleando esos dispositivos de alerta que tenemos. Pero lo hacemos de forma sedentaria, por lo que acumulamos más estrés. Por ello, la autodefensa nos pone en contacto con nuestra parte más ancestral. Aprender a controlar esa respuesta y emplearla en el momento adecuado es una forma de liberar estrés y de conseguir mejorar nuestras habilidades.

La autodefensa sirve para que el individuo tenga seguridad en sí mismo. No es necesario que se lleguen a emplear esas tácticas, pero saber que están ahí es suficiente. Utilizarlas para hacer ejercicio es un método muy saludable de estar en forma y ganar autoestima. Ojalá la situación real nunca llegue a producirse, pero haber liberado esa tensión haciendo ejercicio o planificando una buena defensa siempre resulta positivo.

PLANIFICANDO LA AUTODEFENSA

La autodefensa brinda técnicas para reaccionar ante una situación de peligro. Pero esas tácticas también pueden ser empleadas para atacar. Esa situación no debería darse jamás. La autodefensa sólo debe emplearse en casos extremos, donde el peligro sea real y la única salida sea defenderse. Por ello, todos los especialistas en autodefensa coinciden en decir que la mejor forma de conseguir evitar el peligro es la prevención. Saber estas técnicas será de gran ayuda, pero no es garantía de que siempre vayamos a salir airosos. Lo mejor, por tanto, es evitar las situaciones en las que nuestra integridad física esté en peligro.

La autodefensa será efectiva si nos sirve, sobre todo, para que nunca tengamos que enfrentarnos a un peligro real. Como reza el dicho: «más vale prevenir que lamentar». Para saber qué tipo de autodefensa debemos emplear y qué prevenciones tomar, deberíamos hacer una lista con las situaciones más habituales de nuestra vida cotidiana. Se puede hacer, por ejemplo, un planning semanal de todo lo que hacemos a cada hora. A partir de aquí, en cada una de las acciones podemos imaginar la peor de las posibilidades: todo lo que nos puede ocurrir en cada una de ellas si las cosas fueran mal. Es necesario, en este caso, ser un poco tremendista. Es importante no creer que eso va a ocurrir, porque entonces viviríamos en el terror constante. De todos modos, sobre el papel, podemos poner las opciones más descabelladas para poder hacer un planteamiento de cómo evitar ese peligro. Por ejemplo: pongamos que para llegar al trabajo tenemos que pasar por una calle peligrosa. La alternativa, en este caso, es clara: buscar un itinerario para sortear esa zona. En otros casos, la decisión puede ser más complicada: ¿qué hacer, por ejemplo, si nos atracan en la puerta de casa? A partir de esta premisa, y dependiendo de la situación de cada cual, (edad, sexo, fuerza física) podemos establecer una estrategia. A lo mejor, por ejemplo, decidimos que tendríamos que saber algún tipo de arte marcial. Para conseguirlo, tendríamos que emplear un tiempo a la semana y marcarnos unas metas: necesitamos llegar a tener un nivel concreto para repeler el ataque y ello significará que tenemos que aplicarnos en esta disciplina durante un tiempo en concreto. Tal vez, la respuesta para repeler un atraco en la puerta de nuestro domicilio sea llevar algún tipo de alarma o de spray para disuadir al ladrón.

Haciendo el listado de las situaciones de peligro, podemos diseñar una estrategia que se adecue a nuestras necesidades concretas y a nuestras habilidades específicas. De esta forma, crearemos un plan personalizado que será mucho más efectivo que aprender todas las técnicas existentes de autodefensa.

CONSEJOS GENERALES

Una buena autodefensa necesita que ejercitemos ciertas cualidades. Muchas personas poseen algunas de ellas de forma innata y en cambio tienen problemas para desarrollar otras. Pero, de todas formas, el ejercicio más importante es llegar a poseerlas, hacer un esfuerzo, aunque no formen parte de nuestro carácter, para conseguir, en un momento concreto, ser capaz de reaccionar de una manera específica. A continuación, repasaremos las más importantes y las formas en las que se pueden llegar a desarrollar cada una de ellas.

Prevención: Ya se ha comentado que la mejor autodefensa es la prevención. Hay gente que de por sí ya es prevenida, en cambio a otros les cuesta más. Este último grupo tendría que hacer un esfuerzo por tomar medidas en este sentido. Al principio, tal vez, cueste, pero con el tiempo este tipo de acciones se incorporan a la vida diaria y se hacen de forma casi automática. Así se consigue no darles excesiva importancia y evitar la sensación de vivir en constante peligro.

Frialdad: Es la clave de la autodefensa. No todos tenemos unos nervios de acero y es normal que ante una situación de peligro nos pongamos nerviosos. Se trata de controlar esos nervios, siendo conscientes de que están ahí, pero que podemos mantenerlos a raya. De esta forma, seremos capaces de evaluar si verdaderamente nos encontramos ante una situación de peligro y cuál es la mejor forma de defendernos. La frialdad es quizá la cualidad más difícil de desarrollar, por ello es importante haber planificado con anterioridad qué pasaría si estuviéramos en peligro. Imaginar una situación de este tipo y buscar soluciones servirá para que, si ésta llega a darse, tengamos más confianza en nosotros mismos y podamos pensar con claridad.

Rapidez: Es otra de las cualidades imprescindibles. Si hemos conseguido tener los nervios controlados, nos será más fácil tener una rápida respuesta. Las situaciones peligrosas se caracterizan por ser inesperadas y durar pocos segundos. Por eso es tan importante reaccionar con celeridad. Si no somos expeditivos, ninguna de las técnicas aprendidas resultará verdaderamente útil.

Agilidad: Tanto física como mental. Cada cual tiene unas condiciones físicas concretas que limitan su agilidad, pero en muchos casos se les pueden sacar mayor partido si se combinan con esta cualidad mental. Por ejemplo, si estamos siendo atracados, en vez de bloquearnos por la situación, podemos mirar el escenario en el que ocurre la acción y encontrar un lugar por el que poder escapar. Esta respuesta sería tan efectiva como saber un certero golpe de kárate para noquear al atracador. Lo importante, ante una situación de estas características, es no dejar de pensar en ningún momento y agudizar el ingenio para salir airoso.

Equilibrio: El miedo injustificado es el gran enemigo de la autodefensa. Nos puede llevar a ver peligros donde no existen y hacernos actuar de una forma violenta, provocando así una reacción aún más violenta. Por eso es imprescindible ser una persona equilibrada y no dejarse llevar por la paranoia. Pero igualmente perjudicial resulta lo contrario: ser demasiado confiando o despistado y no ver venir las amenazas hasta que es demasiado tarde. Por ello se debe desarrollar el equilibrio personal, la capacidad de evaluar las situaciones y de darles el valor que realmente tienen sin dejarse llevar por engañosos subjetivismos. Esta cualidad nos servirá también en el día a día. Las personas equilibradas no se ahogan nunca en un vaso de agua. Saben darle la importancia justa que tienen los diferentes acontecimientos que les ocurren.

Resolución: Tan importante como la autodefensa en un momento concreto es lo que ocurre después de la situación de peligro. Es necesario hacer una recapitulación de lo ocurrido. Primero se ha de evaluar nuestra actuación de forma objetiva: siendo capaz de reconocer los errores y los aciertos que hemos tenido. Es la mejor forma de aprender. También son básicas las decisiones que se toman para concluir el desagradable episodio. Como norma general, el hecho se ha de denunciar. A veces no parece importante hacerlo, sobre todo si no ha habido consecuencias, pero en muchos casos pueden derivarse complicaciones que es mejor prevenir. Además, denunciar, por ejemplo, una agresión puede servir para evitar que el culpable vuelva a hacerlo con otra persona.

Es necesario tomar medidas para que el hecho no vuelva a ocurrir. Esto exige repasar lo ocurrido y objetivamente valorar cómo se puede evitar. Por último, es básico huir del miedo que provoca una posible repetición de esa situación. Todas las tácticas anteriores están destinadas a conseguir que nos tranquilicemos. Si el hecho queda como un trauma, sentiremos miedo constantemente y ésa es la peor sensación que se puede tener. Hemos de librarnos de esa sensación angustiosa para poder seguir con nuestra vida y no renunciar a hacer cosas por el temor a que vuelva a ocurrir.

¿DE QUÉ NOS DEFENDEMOS?

Contestar esta pregunta es crucial para enfocar nuestros esfuerzos en la dirección adecuada y no caer en la paranoia. La protección es básica, pero tampoco se debe llegar al extremo de que nos llegue a obsesionar. Por ello es necesario comprender cuáles son los peligros reales y cuáles están sólo en nuestra mente. En todo este libro se encontrarán soluciones para cada situación, pero es importante tener una serie de criterios a la hora de elegir cuáles de estas técnicas serán necesarias aplicar en nuestra vida diaria.

Situación personal: Es importante evaluar nuestro caso particular y los peligros que entraña. Por citar un ejemplo, una mujer que vive sola tendrá que tomar más medidas de protección que tres hombres que comparten un piso. El sexo, la edad, la frecuencia en la que se está en casa, las calles que se han de transitar, el trabajo que se desempeña... Todos estos datos son indicadores del tipo de medidas que deberemos adoptar. Repasando todos estos ítems, se pueden encontrar con mayor facilidad los puntos débiles e intentar contrarrestarlos.

Criminalidad: Es importante saber cuáles son los delitos más frecuentes en el país en el que se vive, para empezar. Después, se pueden ir concretando los datos: conocer esa información en la región, en la ciudad y en el barrio. La policía suele publicar anualmente este tipo de información, que en la mayoría de los casos suele aparecer en los medios de comunicación. Con estos datos en nuestro poder sabremos qué pasos tomar para protegernos de los delitos más habituales. También es importante averiguar esta información en los países a los que viajamos, así como conocer los timos más habituales.

Modus operandi: Una vez sepamos cuáles son los crímenes que suelen perpetrarse, también tendríamos que conocer de qué modo suelen llevarse a cabo. Por ejemplo, si hay una oleada de atracos a casas en nuestro vecindario, convendrá saber si se utiliza el mismo método. No es lo mismo defenderse de unos ladrones que entran cuando no hay nadie en la vivienda que de un grupo que amenaza con armas a los propietarios y les exige que les den información sobre dónde están los objetos de valor. Las tácticas de autodefensa variarán totalmente dependiendo de cada caso, por lo que debemos saber a qué nos enfrentamos.

Hablar con la policía: Si tenemos un temor concreto, lo mejor es hablar con la policía para saber cuál es la mejor forma de protegerse. De esta manera, también, nos proporcionarán información sobre si nuestro miedo es fundado o infundado. Los agentes del orden se enfrentan cada día a un sinfín de denuncias y por tanto conocen de primera mano los peligros reales que nos acechan. También suelen tener recomendaciones específicas de cómo debería comportarse un ciudadano en una situación de esas características.

LA MEJOR DEFENSA NUNCA ES UN ATAQUE

Ésta es la regla de oro de la autodefensa. Las técnicas más expeditivas se han de dejar como última alternativa. Casi todas las artes marciales abogan por esta idea. Saber emplearlas no debe servir nunca para buscar problemas, sino que es una forma de solucionarlos cuando éstos son imparables. Por ello, para una buena autodefensa, tendremos que seguir los siguientes pasos en el orden indicado.

Prevención. Como ya se ha comentado, es la clave. Y no se trata sólo de proteger la casa o nuestras pertenencias, sino de evitar situaciones de potencial peligro. Por ejemplo, eludir aquellas calles que sean peligrosas. No por saber autodefensa tenemos que tentar a la suerte paseando por lugares que no son recomendables. El razonamiento de algunos es «¿por qué tengo que cambiar mis costumbres?» La respuesta es clara: las situaciones de peligro son injustas pero están ahí y lo mejor es siempre no meterse en problemas.

Evitar el conflicto. Si la mala suerte nos lleva a vernos involucrados en una situación peligrosa, lo mejor es no enfrentarnos de buenas a primeras, a no ser que nos agredan. El mensaje ha de ser taxativo, nos hemos de negar al abuso que pretendan cometer (siempre que no estén armados o nos amenacen), pero hemos de evitar amenazar al culpable, para no crear una espiral de violencia. Por ejemplo, si alguien nos persigue y nos pide dinero se le ha de contestar «no» y seguir a paso ligero. Pero no empezar a gritarle, porque puede enfadarse y ponerse violento.

Cuando la situación ya no tiene vuelta atrás (nos amenaza abiertamente), siempre se ha de contemplar la posibilidad de huir (sin embargo, como se verá a lo largo de este capítulo, no es recomendada si nos pueden alcanzar). Huir, en estos casos, no es de cobardes, sino de personas inteligentes. Aun en el caso de que tuviéramos las de ganar, estas situaciones siempre traen complicaciones que es mejor eludir.

Intentar conseguir ayuda. Lo mejor es lograr el apoyo de especialistas en seguridad. Llamar a la policía o alertar a los guardias jurados de una empresa, por ejemplo, son las mejores maneras de conseguir que un profesional asuma el control de la situación. Desgraciadamente, en muchas ocasiones no es posible conseguir ese amparo en el momento preciso. Pero se puede, por ejemplo, alertar a la policía con el teléfono móvil. También se puede amenazar al delincuente diciéndole que la policía está en camino, lo que seguramente hará que huya.

Emplear la fuerza justa. Pongamos el mejor de los escenarios: somos expertos luchadores y vencemos al adversario. En ese momento, no debe haber nunca ensañamiento. Se han dado muchos casos en los que la víctima ha sido denunciada por su agresor por el mal que le ha causado. Y no siempre la ley se ha decantado por el atacado.

La autodefensa ha de servir para noquear al agresor y huir o avisar a la policía. Ése es el grado de fuerza que se ha de emplear. Normalmente, muchos atacantes no están acostumbrados a que sus víctimas repelan el ataque y es posible que con una sola demostración de fuerza sean ellos mismos los que huyan. En estos casos también se recomienda no perseguir al sujeto, sobre todo si se va solo. Se deben dar señales de alarma para conseguir la ayuda de los demás. Aquí funciona el clásico grito de «al ladrón». Si le persiguiéramos solos, podríamos acabar en algún lugar donde tuviera compinches y entonces estaríamos en una situación de inferioridad de condiciones.

AUTODEFENSA PARA TODOS

En muchos casos, el término autodefensa se asocia con técnicas de artes marciales que requieren fuerza y pericia. Por ello, mucha gente renuncia a protegerse pensando que nunca podrá alcanzar el nivel físico necesario para llevarlas a cabo. Sin embargo, eso no es cierto. Hay muchas de estas tácticas que pueden ser empleadas sin necesidad de tener una condición física de gran atleta.

La clave de la autodefensa es la habilidad y el ingenio muy por encima, en la mayoría de los casos, de la fuerza bruta. Por ello, es necesario encontrar tácticas que se adecuen convenientemente a nuestra situación personal.

En este caso es necesario hacer especial hincapié en las personas más desvalidas. Las mujeres, los ancianos y los niños suelen ser los grupos más atacados, ya que presentan mayor indefensión ante una agresión. En estos casos se han de tener en cuenta varios aspectos, dependiendo del tipo de autodefensa que escojan.

Armas: En un principio parecería la forma más lógica de defenderse, pero no es así. Tanto se trate de un arma de fuego como de un spray o un arma blanca, se ha de tener en cuenta que en un forcejeo la víctima tendrá las de perder. Por tanto, es probable que el agresor se quede con el arma y tenga así otro método coercitivo.

La fuga: Éste es el método más recomendado, pero también se ha de aplicar con ingenio. Probablemente, el atacante correrá más que la víctima y al capturarla puede causarle aún más daño. Por eso es necesario tener un plan de fuga: si se tiene el coche cerca, por ejemplo, o si se puede subir a un autobús o entrar en una portería, este método resultará efectivo.

Cursos específicos: Más adelante explicaremos algunas técnicas para defenderse físicamente, pero también se puede acudir a cursos de autodefensa para colectivos específicos (mujeres, ancianos...). En ellos enseñan ciertas llaves que son muy fáciles de llevar a cabo y muy efectivas.

Pedir ayuda: Es muy recomendable, siempre que el atacante no esté amenazando a la víctima, pedir socorro. Los gritos suelen ser la mejor manera de ahuyentar a un agresor. El peligro de ser pillado sirve, en muchos casos, para que abandone su acción delictiva. En este sentido, son muy efectivos los silbatos o las alarmas.

Agruparse: Lo mejor es no estar solo. Un atacante suele preferir a las personas desvalidas y solas. Por ello, siempre es mejor estar acompañado y no pasear solo por zonas peligrosas.

ESTAR EN FORMA

Pese a lo explicado en el apartado anterior, siempre es necesario estar en buena forma física. Tanto para la autodefensa como para nuestra salud, es imprescindible hacer algo de ejercicio que nos permita tener un estado físico aceptable. Por una parte, nos servirá para repeler el ataque y por otra será de gran ayuda para darnos seguridad en una situación peligrosa. Por ello, a continuación proponemos unos ejercicios que lograrán que alcancemos el objetivo.

Caminar. Al menos media hora durante tres días a la semana. También podemos hacerlo un cuarto de hora cada día. Es un ejercicio que está al alcance de casi todos. Podemos, por ejemplo, aparcar el coche más lejos e ir caminando hasta el lugar al que queremos llegar. Los paseos o largas caminatas son un excelente ejercicio cardiovascular que además sirve para mantener las articulaciones en buen estado.

Natación. Es otro ejercicio suave que reporta grandes beneficios. Nadar entre media hora y una hora durante dos o tres veces a la semana es suficiente para conseguir mantener una buena forma física. Además, fortalece las extremidades, que son básicas para una buena autodefensa. También existen muchos ejercicios de aqua-gym muy recomendables para personas que no pueden practicar un deporte demasiado duro. En el agua se pueden hacer movimientos de todo tipo, que desarrollan la agilidad y refuerzan la musculatura.

Ejercicios aeróbicos. Son los más adecuados para conseguir la forma física ideal para una correcta autodefensa. Las pesas, por ejemplo, consiguen fortaleza, pero ésta, como se ha comentado anteriormente, no es imprescindible para la autodefensa. En cambio, el aeróbic ejercita los puntos clave: agilidad, reflejos, movimientos rápidos, coordinación y resistencia. La agilidad es clave para rehuir los ataques. Los reflejos son muy importantes para poder reaccionar a tiempo. Los movimientos rápidos acostumbran al cuerpo a reaccionar con contundencia y celeridad. La coordinación es también importantísima, puesto que servirá para que nuestros movimientos en un momento de peligro sean certeros. Por último, la resistencia nos garantiza una buena huida. Dentro de este tipo de ejercicios, y como ya se ampliará más adelante, el cardio kid boxing es el más recomendado para el tema que nos atañe. Se trata de una especie de aeróbic en el que se combinan movimientos de artes marciales, como patadas y golpes con los brazos. De esta manera, el cuerpo interioriza esos movimientos y si tenemos que emplearlos sabremos hacerlo de forma acertada.

Deportes. No hay duda que practicar fútbol, baloncesto o tenis, por citar algunos ejemplos, es la forma más lúdica de estar en forma. Pero estos deportes también tienen beneficios en el ámbito de la autodefensa. En el fondo no dejan de ser un combate amistoso con el rival, por lo que se aprende a sortearlo sin emplear la violencia. Además, sirven para practicar movimientos rápidos y estratégicos. Por otra parte, también sirven para mejorar la carrera. Los deportes competitivos también mejoran la autoestima. Uno de siente en forma, a gusto consigo mismo y capaz de afrontar cualquier situación.

Artes marciales. Son, por supuesto, la piedra de toque de la autodefensa. Se enseñan llaves para bloquear al enemigo que pueden ser muy útiles si llega el caso de tener que defenderse por la fuerza. De todos modos, hay que tener siempre muy en cuenta que no son una garantía de triunfo en una refriega.

El contexto en el que se llevan a cabo los combates de artes marciales es muy concreto y los dos rivales respetan una serie de normas. Sin embargo, el atacante no jugará limpio. Por ello, aunque se sepa mucho de artes marciales es necesario no sobrevalorarse en este sentido y ser consciente del peligro que se corre.

Capoeira. Esta danza ancestral brasileña está muy en boga últimamente y brinda interesantes alternativas para la autodefensa. La capoeira es una especie de danza en la que los bailarines fingen pelearse. Los esclavos brasileños tenían prohibido pelearse y entonces empleaban estos bailes para saldar sus cuentas. La capoeira ejercita la agilidad y los reflejos a la hora de despistar los envites del contrincante. Además es un ejercicio cardiovascular de gran intensidad que posibilita una buena forma física general.

SANAS COSTUMBRES

Al igual que el ejercicio físico, las buenas costumbres son importantes para tener una vida saludable y ello repercute directamente en nuestra capacidad de repeler un ataque inesperado. Por ello, vamos a hacer un repaso de las principales costumbres que deberíamos incorporar a nuestra vida diaria.

Comida. Somos, en definitiva, lo que comemos. Por ello, una alimentación sana es el pilar de una buena forma física. Tenemos que comer de todo y en las cantidades adecuadas. Consultar a un dietista puede ser muy útil para saber si estamos llevando a cabo una alimentación adecuada. Comer poco o mal nos pone en una situación de inferioridad física que puede ser aprovechada por un asaltante. Si notamos que las fuerzas nos fallan, es probable que tengamos un bajón de azúcar. Ese vahído nos dejaría a merced de cualquiera. Para evitarlo, se recomienda tomar cualquier producto que lleve azúcar. Preferiblemente, barritas energéticas o chocolate, pero si no puede ser, un refresco azucarado o un caramelo también pueden aportarnos el azúcar que nuestro organismo está pidiendo a gritos.

También es recomendable no comer excesivamente. Una comida demasiado copiosa nos vuelve lentos y nos resta reflejos. Muchos atracadores pueden beneficiarse de esa situación en la que nos costará mucho más actuar.

Alcohol. Los borrachos son las víctimas preferidas por los agresores. Son muchísimo más crédulos con los timos, por ejemplo. También son los preferidos de los carteristas, que aprovechan su estado para vaciar sus bolsillos sin que apenas se den cuenta. Como regla general, el estado de embriaguez nos hace más despistados y siempre hay quien puede sacar partido de esta situación. También, en algunos casos, nos puede llegar a hacer más osados. Ello nos puede llevar a cometer imprudencias que evitaríamos en un estado normal. El alcohol también aumenta la agresividad, por lo que podemos meternos en líos que habitualmente eludiríamos.

Todo ello nos lleva a la conclusión de que emborracharse no sólo es nocivo para la salud sino que también puede resultar peligroso para nuestra integridad física.

Vida activa. Pese a lo que pueda parecer, la peor autodefensa es vivir encerrado en casa. De esta forma, se hace más acuciante la sensación de miedo y de estar desvalido ante cualquier tipo de agresión. Esa actitud psicológica es la peor a la hora de defenderse. Además, de alguna manera, proyectamos nuestro estado de ánimo y, si nos sentimos débiles y asustados, ésa es la imagen que captarán los agresores en busca de víctimas que le parezcan lo más desvalidas posibles.

Por ello, es necesario que las precauciones que tomemos no nos impidan llevar una vida activa, con compromisos sociales y con actos lúdicos. De esta forma, ejercitamos, sin saberlo, muchos recursos que son imprescindibles en caso de sufrir un ataque. Tener proyectos y disfrutar del ocio son dos cosas que tienen que estar siempre presentes en nuestra vida.

Ejercitar la mente. Cualquier reacción empieza en el cerebro, que es el que le da la orden al cuerpo de que actúe. Por ello, es muy importante mantener nuestra mente despierta. Se pueden llevar actividades que poco parece que tengan que ver con la autodefensa: crucigramas, jeroglíficos, sopa de letras... Todas estas actividades son mucho más efectivas de lo que nos imaginamos. Ponen a nuestra mente a prueba, le plantean retos y la preparan para lo inesperado.

Domir las horas necesarias. Los especialistas consideran que son entre seis y ocho, aunque hay personas que pueden llevar una vida normal con menos y otros que necesitan aún más tiempo para reponerse. La falta de sueño nos deja con los reflejos mermados y la capacidad de razonar anquilosada. En ese momento de bajón es cuando somos una víctima propiciatoria para cualquier tipo de abuso. Es necesario dormir, no hay excusas que justifiquen la privación del sueño.

En muchas ocasiones, nos podemos encontrar con que dormimos, pero al día siguiente nos levantamos como si no hubiéramos pegado ojo en toda la noche. Esa sensación de cansancio puede deberse a que tengamos algún problema mientras dormimos. La apnea, por ejemplo, es el más habitual. La musculatura del cuerpo se relaja y las paredes de la garganta se unen. Para evitar el ahogo, el cuerpo reacciona despertándose. De esa manera, durante toda la noche se producen pequeños despertares que impiden alcanzar la fase de sueño profundo, que es la que consigue que el organismo descanse. Es importante detectar el problema y acudir a un especialista que encuentre una solución.

BUSCANDO UNA BUENA CALIDAD DE VIDA

Constantemente oímos hablar de calidad de vida. Sin embargo, en pocas ocasiones se relaciona este concepto con la seguridad. Se trata, sin lugar a dudas, de un gran error. Una calidad de vida pasa por vivir sin miedos y sin tener la sensación de amenaza constante. Para ello es necesario contemplar este punto en momentos claves en los que tomamos decisiones que afectarán de forma definitiva a nuestra vida. A continuación explicaremos los casos más habituales en los que la seguridad debería de ser un factor importante a la hora de hacer una elección vital.

Comprar una casa. Normalmente nos fijamos en el espacio y en la luz, así como en el coste y en las reformas que se tendrán que hacer. Sin embargo, muchas veces uno se olvida de pensar en la zona en la que se encuentra. Los barrios se eligen por preferencias estéticas más que por razones de seguridad. Antes de comprar una casa, el futuro inquilino debería visitar el barrio donde está ubicada a todas horas del día. La noche será el momento en el que seguramente se podrá observar si se trata de un lugar seguro o no. Así mismo, también es importante hacer este ejercicio durante varios días diferentes. Hay zonas que resultan muy seguras durante la semana y no lo son durante el fin de semana o viceversa. También es recomendable interesarse por la razón por la que los antiguos inquilinos abandonaron el piso y hablar con los vecinos más cercanos para saber si están a gusto y seguros en ese barrio.

Elegir un trabajo. Normalmente, en este trance, uno está más ocupado por conseguir el puesto que por examinar la empresa. Sin embargo, si no hay una necesidad económica acuciante o se está decidiendo entre dos trabajos, se pueden barajar criterios que tengan que ver con la seguridad. Los más importantes suelen ser siempre el horario, la retribución y el tipo de trabajo. Sin embargo, debe observarse la ubicación de la oficina, las instalaciones de seguridad y el horario real en que se lleva a cabo. Muchos son los trabajadores que hacen horas extras y que salen tarde de trabajar. ¿Es peligrosa esa zona? ¿Se preocupa la empresa de la seguridad? ¿Ha habido incidentes peligrosos con anterioridad? Estas preguntas, que tal vez en primera instancia pueden parecer un poco superfluas, cobrarán gran importancia con el paso del tiempo. Finalmente, puede ser que aceptemos un trabajo inseguro, pero al saber que lo es, podremos desarrollar numerosas tácticas de protección.

Escoger una escuela. La seguridad de los niños es un tema de gran importancia para cualquier padre. Los pequeños pasan gran tiempo en la escuela y por eso es muy importante que no nos pasemos todos esos momentos sufriendo por lo que les pueda ocurrir. Para ello, antes de elegir un colegio será necesario analizar cada uno de los puntos que nos pueden preocupar. Por ejemplo, empezaremos con el tema de los alrededores del colegio.

Lamentablemente, muchos pervertidos merodean por los colegios. Para evitar ese peligro, es necesario que en la escuela se comprometan a vigilar al niño hasta que venga a buscarle una persona autorizada. Es vital hacer hincapié en que sólo pueden recoger al pequeño unas personas en concreto. También suele ser bastante seguro que haya un transporte de la propia escuela que traiga y lleve a los benjamines de la familia.

Otro tema también preocupante es el ambiente que puede tener en el colegio. En este punto, es necesario no pecar de proteccionista. Es normal que los niños se peleen de cuando en cuando. Sin embargo, lo que es inadmisible es que haya bandas que extorsionen a algunos alumnos y que en algunos casos puedan golpearles o amenazarles con armas. Éste es un grave problema, pues los niños, en algunas ocasiones, para evitar ser chivatos, no les explican lo que ocurre a sus padres. Por ello, a la hora de elegir escuela, los padres deben interesarse por el grado de intervención de los profesores en los conflictos entre los niños. Una actitud laxa o pasota es un mal indicio. Eso quiere decir que los máximos responsables no asumen sus obligaciones o son incapaces de hacer valer su autoridad. También, si es posible, se debería hablar con otros niños que vayan a la escuela. Por último, es muy importante controlar los horarios del niño. Si puede perder tiempo y llegar más tarde a casa sin ninguna justificación, podría desaparecer y el tiempo de reacción sería más lento.

Comprar un coche. El diseño del utilitario y sus prestaciones, así como la relación calidad-precio, acostumbran a ser criterios que inclinan la balanza. Sin embargo, también debemos tener otras opciones. Por ejemplo, tal vez un coche lujoso u original sea nuestro sueño, pero ¿nos acarreará problemas? Un medio de transporte, como su nombre indica, debe cumplir con su cometido: transportarnos de un lugar a otro de forma segura. Pero en muchas ocasiones se convierte en un motivo de preocupación. Vivir pendiente de que no nos rayen el coche o de que no nos lo roben, aporta un estado de angustia que podemos evitar. ¿Podemos pagar un parking? ¿Es éste un lugar seguro para nuestro automóvil? Antes de comprar el coche y dejarnos llevar por la ilusión, deberíamos tener en cuenta todos estos criterios.

Por otra parte, está la seguridad. El coche ha de protegernos de posibles accidentes. Por eso, a la hora de elegirlo, deberemos saber para qué lo necesitamos. ¿Hacemos muchos kilómetros en carretera? ¿Atravesamos zonas sin asfaltar? ¿Lo utilizamos exclusivamente para ir por ciudad? ¿Tenemos niños? ¿Cuántas personas suelen ir en el coche habitualmente? Si contestamos a todas estas preguntas tendremos una idea muy clara del modelo que mejor se ajusta a nuestras necesidades reales.

Adquirir un teléfono inalámbrico. Aunque parezca mentira, esta compra entraña muchos más peligros de los que sospechamos. Los teléfonos inalámbricos que se venden a bajo precio suelen carecer de mecanismos de protección. Sin estos dispositivos, cualquiera, con un radar, puede interceptar la señal de nuestro teléfono. A partir de ahí, pueden hacer las llamadas que quieran a nuestra cuenta. Es un fraude muy difícil de descubrir. La compañía telefónica se cobrará su dinero y después empezarán los pesados trámites para recuperarlo. Además, como el fraude suele ser descubierto con la primera factura, los delincuentes suelen aprovechar ese periodo para hacer llamadas muy caras o contratar líneas que pasen por nuestro teléfono. De ese modo, podemos encontrarnos con una factura elevada, es decir, con demasiados ceros a la derecha.

02

CONTROL MENTAL

Como ya hemos comentado a lo largo del primer capítulo, la actitud mental es básica para conseguir una buena autodefensa. Por ello debemos aprender a controlar las emociones de miedo y pánico para poder conseguir una reacción correcta. En una situación peligrosa conviven muchas emociones, desde el miedo hasta la ira, y saber canalizarlas de forma correcta es la única garantía que tenemos para salir bien parados del trance.

Una agresión desencadena una serie de reacciones cerebrales atávicas. Los hombres, desde la antigüedad, cuentan con estos mecanismos para defenderse de las agresiones de animales salvajes o de tribus rivales. Se produce una activación cerebral general. Todos los sentimientos se activan y se agudizan. Tenemos palpitaciones y en algunos casos una sensación de irrealidad. La adrenalina fluye por nuestras venas provocando nerviosismo, pero también aumentando nuestra capacidad de reacción. Por todo ello es básico saber canalizar todas estas emociones para que nos ayuden a superar el trance en vez de paralizarnos cuando acontezca.

CONTROLAR EL MIEDO

El miedo es una de las reacciones más fuertes que podemos sentir y una de las más difícilmente controlables. El temor se agudiza en una situación extraña, que no podemos controlar y que se presenta como una amenaza para nuestra integridad física. Ahí es donde se pueden emplear una serie de técnicas para conseguir que esa reacción sirva para rehuir un posible peligro.

Controlar la respiración: Lo primero que ocurre en una situación de miedo es que se disparen las pulsaciones. Ésta es una forma de activar todo el cuerpo y mantenernos despiertos. De todas formas, las excesivas palpitaciones producen una hiperventilación y nosotros sentimos que hemos perdido el control de nuestras emociones. Por ello, es importante regular las palpitaciones. Hay que respirar profundamente. La clave está en inspirar hasta notar que el aire llega hasta el estómago. Ensaya este tipo de respiración poniendo la mano sobre tu vientre y aspirando el aire. Debes notar que la barriga se infla. Cuenta hasta cuatro y saca todo el aire. Repite este tipo de respiración varias veces al día. Los especialistas aseguran que sirve para relajarse. Así conseguirás, en general, estar más tranquilo, y eso siempre ayuda.

En el momento de peligro, también te será más fácil efectuar ese tipo de respiración si la has ensayado previamente. De esta forma, recuperarás la claridad de pensamiento y podrás actuar de una forma más racional, sin dejarte llevar por las emociones.

No te paralices: En muchas ocasiones, el miedo puede llegar a paralizar a una persona. En el mejor de los casos, te sientes incapaz de reaccionar. En el peor, puedes llegar a sufrir agarrotamiento de las extremidades que te impiden realizar cualquier movimiento. De todos modos, ésta suele ser una reacción extrema que se da en pocos casos. Esa paralización nace de la mente. Es como si nuestra cabeza fuera incapaz de procesar todo lo que está ocurriendo y prefiriera quedar en «stand-by». Esta reacción nos pone en grave peligro. Por una parte, somos incapaces de obedecer las órdenes del agresor, por lo que podemos desatar sus iras. Por otra, tampoco podemos encontrar ninguna forma de huir de esa situación.

Para que no te ocurra, analiza todas las sensaciones. Lo importante es que tu cabeza no deje de funcionar. Es normal que sientas una sensación de irrealidad, de que todo es una pesadilla. Analízala, sé consciente de todas tus reacciones. Intenta mirar la escena como si fueras un espectador, pero contempla todos los detalles. Piensa que después pueden ser de gran ayuda para encontrar a los agresores. De esta forma, estarás ejercitando constantemente la mente y será más difícil que se quede en blanco.

No te rebajes: Sé consciente de la situación. Te enfrentas a un agresor que puede dañarte y eso es peligroso. Estás en inferioridad física, pero no mental. Y ese pensamiento te ha de quedar muy claro. Tú harás lo que él te diga, porque eres una persona inteligente que quiere salir airosa de esa situación. Ése es tu objetivo. Eres una víctima ocasional; en cambio, la persona que tienes delante tiene muchos más problemas que tú. Piensa que cuando pase este momento, tú podrás volver a tu vida, mientras él seguirá viviendo en el caos. Es importante que te veas a ti mismo como una persona más racional que tu agresor. Haz todo lo que te diga, pero no permitas que te domine mentalmente. Así evitarás la sensación de «síndrome de Estocolmo». Muchos secuestrados, por ejemplo, se sitúan tan por debajo de sus captores y están incluso agradecidos porque no les han causado ningún mal. Ésa es la peor sensación que se puede tener, puesto que acarrea muchos problemas psicológicos posteriores. Tú eres la víctima y debes ver en todo momento a tu agresor como el culpable. A un nivel muy básico, él es el malo y tú eres el bueno. En este momento, estás sometido a su voluntad, pero es algo completamente circunstancial. De esta forma, podrás mantener la calma y también proyectarás una imagen de fortaleza que seguramente conseguirás que te respete.

CONTROLAR LA INSEGURIDAD

El miedo es una sensación muy intensa que se concreta en un momento. Sin embargo, existe otra emoción más nociva incluso porque se alarga en el tiempo: la sensación constante de inseguridad. Muchas veces por diferentes razones pensamos que en cualquier momento podemos sufrir un ataque. Esa apreciación hace que vivamos angustiados. No se trata de un peligro que podemos combatir desde la racionalidad, sino de una sensación de desgaste que ha quedado impresa en nuestro inconsciente. Todo ello nos hace vernos a nosotros mismos como una víctima. Y ésa es la imagen que inconscientemente proyectaremos. Si el destino nos es adverso y nos encontramos en una situación real de peligro, la afrontaremos desde la moral del perdedor. Eso irá siempre en detrimento nuestro: tanto para tratar la situación como para reponernos del shock.

Para evitar esos pensamientos negativos, tendremos que adoptar una serie de tácticas.

Dejar de hablar de desastres. Normalmente, estas situaciones se dan cuando hay un clima de crispación general. Unos cuantos atracos crean gran alarma social. Los medios de comunicación se hacen eco de los casos más espectaculares y a partir de ahí la población empieza a explicar truculentas historias sobre asaltos, atracos y muertes. Sin ser consciente de ello, llega un momento en que sólo se habla de ese tema. Y ese sentimiento de inseguridad va creciendo en nuestro inconsciente.

Es necesario intentar rehuir esa situación que siempre resulta nociva. Si hay un verdadero peligro, es necesario tomar las precauciones pertinentes. Seguir los consejos de las autoridades y no dejarse llevar por la paranoia colectiva. Por ello, es mejor, durante esos momentos, no mirar programas sensacionalistas e intentar que las conversaciones no giren en torno a ese tema. Es necesario tener información de lo que ocurre, sin caer en el alarmismo. Por ello, en muchos casos, lo más adecuado es pedir información real a los agentes del orden: cuál es el peligro y qué medidas de prevención se pueden tomar. Así sabremos exactamente a qué atenernos y no caeremos en la exageración.

Tomar medidas. Lo más fácil es autocompadecerse. Lo más difícil es ponerse las pilas e intentar poner solución al problema. Es necesario tener una actitud activa para combatir esa sensación. Si no, ese sentimiento irá creciendo y cada vez se hará más incontrolable. Por ello, necesitas sentir que estás haciendo cosas para evitar que nada malo te ocurra. Extrema las medidas de prevención en la casa, planifica tu seguridad tal como te indicábamos en el Capítulo 1 de este libro. Quizá sea el momento de hacer un curso de defensa personal. De esa forma, quemarás energías, rebajarás los niveles de estrés y lucharás activamente contra ese sentimiento negativo que no puedes evitar tener.

En estos casos también puedes pedir ayuda a tu familia o amigos. Por ejemplo, si tienes que salir tarde, puedes pedir que te vayan a buscar. De todas formas, ten en cuenta que ellos actuarán como una muleta, pero con el tiempo tendrás que aprender a caminar solo sin necesidad de apoyos externos.

Evitar dejar de hacer cosas. Es muy importante que, en la medida de lo posible, intentes llevar una vida normal. Se ha de ser precavido y no cometer imprudencias, pero a partir de ahí, el tema de la seguridad no se puede convertir en una obsesión. Si renunciamos a llevar una vida normal, no tendremos otros temas que permitan que nos distraigamos y dejemos de sentir esa sensación de angustia permanente.

CUANDO YA HEMOS SIDO VÍCTIMAS

Sufrir un acto violento deja una huella difícil de borrar. Muchas son las reacciones derivadas de un suceso de este tipo. Como se ha explicado, mientras dura hay una alteración de las funciones vitales (palpitaciones, hiperventilación, sudoración...). Una vez el suceso acaba, estas constantes vuelven a la normalidad. Sin embargo, una vez se ha sufrido un acto de violencia, cualquier susto puede volver a desencadenar esa reacción. Es lo que los especialistas llaman «estrés post-traumático». Este fenómeno empezó a estudiarse después de la Primera y Segunda Guerra Mundial. Entonces se le llamaba «neurosis de trinchera» y se creía que sólo afectaba a los soldados. Sin embargo, con el tiempo las investigaciones avanzaron y se llegó a la conclusión de que puede ocurrirle a cualquier persona que haya vivido una situación violenta.

En cada sujeto acontece de forma diferente. Algunos empiezan a tener los síntomas justamente después del desagradable episodio, mientras otros los manifiestan meses e incluso años después. Según la Asociación Americana de Psiquiatría, existen tres clases de síntomas que pueden aparecer durante un mes o más de forma repetitiva.

De intrusión: Vuelven a su mente imágenes de lo que ha ocurrido. Estas escenas aparecen repentinamente, sin ningún desencadenante. También pueden manifestarse en forma de sueños. La característica es que suelen ser muy vívidos, muy reales. Evidentemente, al sufrir estos episodios, se desarrollan una serie de síntomas que pueden ser físicos o psíquicos. Entre los físicos encontramos desmayos, náuseas, ataques de ansiedad, palpitaciones y migrañas. Entre los psicológicos destacan los sentimientos de culpa, el miedo, la impotencia y una agresividad hacia uno mismo o hacia los demás.

De evasión: Algunos individuos, para evitar sentir dolor, desarrollan un bloqueo mental. Incluso pueden llegar a desarrollar una amnesia sobre lo que ha ocurrido. Sin embargo, ese mecanismo no les libra de las consecuencias del suceso. Por ejemplo, evitan llevar a cabo las mismas actividades o frecuentar los lugares que inconscientemente pueden recordarles lo sucedido. Se suelen aislar del mundo y cada vez su rendimiento cotidiano es menor. Les cuesta concentrarse y sienten una incapacidad por entablar relaciones sociales. Además, suelen tener una visión muy pesimista del futuro. En cierta forma, se desconectan del mundo y eso acarrea muchos problemas.

De estimulación: Tras el trauma, queda un hondo temor a que éste vuelva a producirse. Por eso el individuo está en permanente estado de alerta. Eso, por ejemplo, puede provocar problemas de insomnio.

También es probable que la persona se vuelva superprotectora con sus familiares o amigos. No quiere que a ellos les ocurra lo mismo y por ello puede llegar a ejercer un control excesivo o a agobiarles con recomendaciones que rocen la paranoia. En el caso que tenga hijos, esta actitud será mucho más intensa y puede llegar a contagiar a los niños ese sentimiento de constante temor e inseguridad.

¿Qué se puede hacer tras un acontecimiento violento que crea estrés post-traumático? Los psicólogos expertos en tratar esta afección recomiendan una serie de consejos para superar este trauma.

Hacer una denuncia: Una de las sensaciones más terribles para la víctima es la de que el culpable quede impune. La denuncia no garantiza que reciba el castigo legal que merece, pero al menos la persona siente que está haciendo lo posible para que así sea. Es cierto que si después hay un juicio, pueden volver a desencadenarse los sentimientos de temor con bríos renovados, pero, en cierta forma, puede llegar a significar una catarsis positiva.

Sin presiones: Es muy importante que los familiares o amigos no le presionen. De nada sirve decirle «ya pasó, vuelve a tu vida normal». El individuo que ha sufrido el trauma no tiene control sobre sus emociones y obligarle a reaccionar no servirá más que para demostrar la incapacidad que tiene para superar la situación.

Evitar las acusaciones: Una víctima es una víctima y no ha hecho nada para merecer lo que ocurrió. Por eso debe evitar los pensamientos culpabilizadores y sus allegados deben rehuir cualquier tipo de acusación.

«Me violaron porque iba demasiado provocativa» o «me metí en un lío por pasar por esa calle», son dos ejemplos de pensamientos nocivos que deben eliminarse y desde luego frases que no debemos pronunciar. La víctima no hizo nada para propiciar la agresión. Simplemente tuvo mala suerte y estuvo en el lugar erróneo en el peor momento posible.

No probar remedios psicológicos caseros. Algunas víctimas quieren superar su trauma con pruebas que han oído que les funcionarán o creen, internamente, que pueden ayudarles. De esta forma, igual deciden enfrentarse a sus traumas de una forma incorrecta y acaban causándose aún mayor daño psicológico. Por ello es mejor siempre acudir a un especialista. Él es el que decidirá la terapia más conveniente para cada caso y el que podrá llevarla a cabo dentro de un marco controlable en el que se medirán las reacciones de la víctima.

REACCIONAR ANTE EL PELIGRO

Cada situación de riesgo se desarrolla siguiendo unos parámetros concretos. Por ello hay unas recomendaciones básicas para manejarse en cualquiera de ellas. Es habitual que haya algunas variaciones, pero en general siempre hay unas fases comunes.

Por ello, muchos especialistas en criminología y en autodefensa han analizado las situaciones más habituales y las reacciones que debe tener la víctima para salvaguardar la integridad física. Es importante tener en cuenta que cada caso presenta unas particularidades concretas. De todos modos y a grandes rasgos, en las siguientes páginas explicaremos cómo comportarse en ciertas situaciones que pueden conllevar peligro.

CÓMO CONDUCIR UNA DISCUSIÓN

Una discusión puede acabar en una pelea con violencia física. Éste es un caso muy habitual que se suele dar entre gente que se conoce. La mayoría de maltratos a mujeres se inician de esta manera.

El problema, cuando dos personas se conocen mucho, es que nunca se presupone que la otra vaya a emplear la violencia (a no ser que ya lo haya hecho con anterioridad). Además, en ese momento, nosotros también estamos indignados y, por tanto, no podemos razonar con claridad y también tenemos ganas de agredir verbalmente al otro. Eso engendra una peligrosa vorágine de violencia.

También es cierto que esto puede ocurrir con desconocidos. Un enfrentamiento con alguien que ya está alterado puede ser una buena excusa para enzarzarse en una pelea. A continuación describiremos las situaciones más típicas en las que un enfrentamiento verbal puede acabar siendo físico.

En el coche. Las discusiones entre conductores suelen ser mucho más peligrosas de lo que parecen. El coche es un arma peligrosísima. Mucha gente suelta toda su agresividad al volante. Por ello es necesario reprimir las reacciones que pueden desencadenar una pelea. Para empezar, si alguien comete una imprudencia flagrante es mejor no hacer ningún gesto insultante ni tocar el claxon en exceso. El conductor que acaba de cometer la temeridad puede volver a hacerlo con saña, tanto sea cruzando su vehículo como intentando arrojarnos fuera de la carretera. Muchos suelen frenar en seco cuando vamos detrás para provocar que colisionemos con ellos. En esos casos, las compañías de seguro siempre suelen darle la razón al coche que ha sido embestido.

Si un conductor empieza a insultarnos, debemos intentar no hacerle caso. Lo primero será comprobar que tengamos todos los seguros bien cerrados, para que no intente sacarnos del coche. Si se acerca a nosotros, por el móvil podemos llamar rápidamente a las autoridades. Este gesto, en muchas ocasiones, bastará para que cese en su empeño.

No debemos, en ningún caso, dejarnos llevar por la indignación. Tampoco deberíamos bajar del coche. Es posible que intente provocarnos, dando, por ejemplo, patadas al vehículo. En ese caso, podemos apuntar la matrícula del utilitario del agresor y posteriormente poner una denuncia. Bajo ningún contexto debemos enfrentarnos a él, por muy indignados que estemos.

Con un conocido. Una pelea entre amigos puede llegar a ser muy amarga. Cuando los dos están enfadados, intentan agredirse verbalmente y decir cosas que hieran al otro. La rabia contenida puede engendrar violencia y ése es un punto de no retorno. En esos casos, lo mejor es intentar interrumpir la discusión. «Ya hablaremos de todo esto cuando estemos más calmados», debería ser una de las frases para intentar cortar el enfrentamiento. Dejar con la palabra en la boca al otro e irse puede ser más peligroso de lo que parece. En ese momento estamos dando la espalda al enemigo y la rabia contenida puede llevarle a cometer una agresión de la que no nos podremos defender.

Si de todos modos la agresión se produce, no debemos entrar en la pelea. La primera premisa es repeler el ataque. La segunda, interrumpir automáticamente el diálogo. Si se permite una agresión y se sigue discutiendo, estamos condenados a acabar engarzados en una pelea. Si después de un encontronazo de estas características, por cualquier razón tenemos que volver a ver a esa persona, deberemos escoger siempre un lugar público y preferiblemente ir acompañados. En ningún caso debemos ceder al chantaje emocional y acabar a solas con esa persona que ya nos ha demostrado su talante violento.

Con desconocidos. Hay mucha gente que se dedica a buscar razones para entablar una pelea. Puede tratarse de un individuo o de un grupo y en cualquiera de los casos estaremos en inferioridad de condiciones, puesto que nosotros no estamos preparados para una reyerta y el otro (o los otros) está acostumbrado y es lo que espera. En muchos casos, suelen buscar el contacto visual. Miran directamente a la víctima, para que ésta les devuelva la mirada y aseguran que eso ha sido una provocación. En estos casos es mejor baja la cabeza, mirar al suelo y pasar desapercibidos. Suele ser indignante que alguien sin más pueda meterse con nosotros, pero es mejor hacer caso omiso que desencadenar un enfrentamiento.

Es posible, incluso, que intenten empujarnos o apartarnos del camino que llevamos. Estos individuos suelen esperar que las víctimas se defiendan para así empezar la pelea. Si nos vamos sin más, se suelen quedar sin argumentos o simplemente les demostramos que no son el blanco que están buscando.

Como estas situaciones suelen darse en la calle, lo mejor es entrar en cualquier local: un bar, un hotel o una tienda. Eso suele bastar para que se vayan a buscar una nueva víctima. De todas formas, si creemos que el peligro continúa, lo mejor es llamar a la policía desde el lugar donde nos encontramos y no salir de allí hasta que los agentes hayan hecho acto de presencia.

CÓMO ACTUAR ANTE UN ACTO DE VIOLENCIA

Puede ocurrir que no estemos involucrados en la acción violenta, pero que seamos testigos de la misma. ¿Cuál es la reacción que debemos tener en ese momento? Contamos con la ventaja de que, al no estar implicados directamente, podremos pensar con más claridad y ser más objetivos. Existen unas reglas para comportarnos en una situación de este tipo.

Un tirón. Vemos a un ladrón que está a punto de quitarle el bolso a una señora. Inmediatamente, deberemos alertar a la víctima. Ésta, seguramente, al oír nuestros gritos de «¡cuidado!», cambiará de posición y el ladrón se verá descubierto. En la mayoría de las ocasiones, huirá. En estos casos, lo mejor es alertar a la gente, gritando que hay un ladrón. No es recomendable, en ningún caso, perseguirlo, puesto que puede ser peligroso. Tras el incidente, se tendrá que llamar a la policía.

Pongamos que el acto que presenciamos es una mujer forcejeando con su bolso y un ladrón que pretende arrebatárselo. Lo mejor es empezar a gritar «¡Policía!», para intentar disuadir al delincuente. Llamar a la policía en un caso de estas características es poco efectivo, puesto que tardarán en llegar y el ladrón ya se habrá salido con la suya. Tampoco deberemos seguirlo y en primera instancia tendremos que comprobar que la víctima esté bien.

Una pelea. Si presenciamos un acto de violencia, deberemos llamar inmediatamente a la policía. Intentar defender heroicamente a la víctima no nos expondrá sólo a nosotros, sino que seguramente impedirá que ésta pueda ser rescatada. Si por cualquier razón no pudiéramos llamar por teléfono, tendremos que llamar a los interfonos de las casas cercanas y rogarles que llamen inmediatamente a las fuerzas de orden. También podemos intentar que hagan lo propio en algún establecimiento público.

En caso de que la víctima fuera abandonada por los delincuentes, tendremos que avisar rápidamente a una ambulancia. Las normas de primeros auxilios indican que lo mejor es no mover a la víctima. Si no respira, podemos intentar practicarle el boca a boca o un masaje cardiaco. De todos modos, si no sabemos hacerlo, lo mejor es esperar a la ambulancia o llamar la atención de la gente que se encuentre por allí para intentar encontrar algún experto en estas lides.

Si hay armas de por medio. En este caso, la situación cambia radicalmente. Pongamos que alguien está amenazando con un arma de fuego a otra persona. Cualquier movimiento que hagamos puede servir para que el criminal acabe disparando sobre nosotros. En ese momento, lo mejor es esconderse. Si estamos en la calle, tirarnos al suelo parapetados por algún coche. Llamar a la policía por el móvil es úna buena idea, siempre y cuando estemos seguros de que no podemos ser oídos por el asaltante. No deberemos levantarnos de esa posición hasta que estemos absolutamente seguros de que el peligro ha pasado.

ANTE UN ATRACO O UN ROBO

La situación es la siguiente: estamos en una tienda, en un banco o en nuestra casa y llega un grupo de atracadores. Normalmente, suelen ir armados. ¿Cómo debemos desenvolvernos ante esta situación? A continuación, explicaremos la conducta que las autoridades suelen recomendar en estos casos.

Hacer caso de todo lo que digan. Es importantísimo obedecer en todo momento a los asaltantes. Ellos atraviesan una situación de gran tensión y cualquier problema inesperado puede desencadenar una reacción violenta. Habitualmente, no tienen previsto herir a nadie, pero si la situación se les va de la manos, se ha de tener en cuenta que están armados y tienen un escaso control de la situación. Por ello, lo mejor es seguir sus órdenes. Si mandan a todo el mundo que se tire al suelo, se ha de hacer caso y no intentar mirar a ver qué ocurre. Cualquier movimiento puede ser interpretado por ellos como una amenaza y por tanto puede desencadenar una reacción violenta.

También se han de cumplir sus órdenes. Si quieren dinero, lo mejor es dárselo sin poner excusas ni tretas. Es mucho mejor perder una cantidad de dinero que la vida. Tampoco sirve de mucho ganar tiempo dándoles excusas. Eso puede crisparles y, además, si sospechan que les engañamos, estaremos en una situación muy desagradable. Tenemos las de perder, por lo que lo mejor es pensar que cuanto antes consigan lo que quieran, antes acabará ese desagradable episodio.

No establecer contacto visual. En muchos casos, buscan un rehén o alguien a quien amenazar e incluso matar para que se tomen en serio sus amenazas. Por ello mirarlos puede ser interpretado como una provocación. A nadie le gusta ser observado y se pueden volver muy susceptibles. Es mejor mirar al suelo u observar la escena sin fijar la mirada en ninguno de los componentes de la banda armada.

No hablar. Ni con las otras víctimas ni con los asaltantes. Si ven que hablamos con nuestros compañeros, es probable que piensen que estamos tramando alguna cosa. Tampoco se recomienda mantener ningún tipo de diálogo con ellos. Es evidente que, si han llegado a ese extremo, ninguna palabra les convencerá. Por otra parte, también resulta muy peligroso preguntar cualquier cosa. Ellos están alterados y no quieren que nadie interfiera en su acción. Cualquier reacción que no controlen será interpretada como una molestia y por tanto cabe la posibilidad de que genere agresividad.

Seguir las instrucciones de la policía. En caso de que las fuerzas del orden acudan al lugar, se deben seguir a rajatabla todas sus indicaciones. Aunque no comprendamos algunas de sus sugerencias o no nos parezcan las más adecuadas, hemos de tener en cuenta que ellos tienen una visión global de lo que está sucediendo que nosotros ignoramos.

INTENTO DE VIOLACIÓN

Ésta es una de las situaciones más traumáticas a la que se puede enfrentar una mujer o un hombre. Se entiende por violación cualquier tipo de relación sexual que no cuente con el consentimiento de una de las partes. Los violadores son un grupo difícilmente identificable. Los hay jóvenes, mayores, cultos, ricos o pobres. Se caracterizan por tener un problema sexual que les impide tener relaciones si no es desde una posición de poder. Y ése es un rasgo que no se puede distinguir a simple vista. En muchos casos pueden ser conocidos de la víctima así como desconocidos que la han estado siguiendo sin que ella fuera consciente. Por ello, identificar a un violador es bastante difícil. Sin embargo, hay algunos consejos que pueden servir de gran ayuda ante las desagradables situaciones de violación.

Ataque en casa de la víctima. Los especialistas recomiendan seguir los siguientes puntos:

- Alejarse de la cocina. El agresor puede encontrar allí cuchillos y otros utensilios que puede emplear como armas.

- Tampoco huir al baño o a habitaciones de pequeñas dimensiones. Allí será mucho más fácil que el violador pueda atrapar a su víctima sin dificultad.

▸ Dirigirse a una habitación que tenga puerta al exterior o ventana. De esta forma, si el violador constata que hay muchos inconvenientes, tendrá una forma de huir.

▸ Se recomienda tener un teléfono en una habitación que pueda ser cerrada por dentro. En estos casos también puede servir un móvil. Si es posible, la víctima podrá dirigirse a esa habitación, encerrarse y llamar a un teléfono de emergencia para recibir ayuda. Nunca llamar a un amigo o pariente. La policía es la que deberá hacerse cargo de la situación.

Formas de ganar tiempo. Lo que excita a los violadores es la resistencia de su víctima. Por ello, muchos especialistas recomiendan a las mujeres que mantengan la calma y hablen con el violador. Si alargan el momento de la violación, será más probable que acabe por perder el interés y se dé una situación en la que la víctima pueda escapar o aparezca alguien que provoque la huida del abusador. Aquí van algunas propuestas de lo que se puede hacer en estos casos:

▸ Intentar apelar a su parte emocional. Saber su nombre y repetirlo muchas veces crea complicidad. Lo mejor es preguntarle cosas sobre sus sentimientos, evitando las preguntas demasiado polémicas y las que puedan hacerle sospechar que se está intentando conocer más datos de su personalidad que luego serán empleados en su contra. En este diálogo nunca se tendrá que juzgar al agresor, pero sí se le puede intentar dar pena para que se apiade.

▸ Decirle que padecemos una enfermedad de transmisión sexual. Ésta es una excusa muy empleada, por lo que deberemos parecer especialmente creíbles si la empleamos. Muchos violadores pueden renunciar a cometer el acto, algunos pueden reaccionar empleando un preservativo, lo que siempre será mejor para la víctima. Pero hay algunos que no tienen ningún tipo de reparo y para los cuales ésta no es una excusa suficientementemente argumentada para renunciar a su presa.

▸ Gritar. Ésta forma de intentar librarse del violador puede resultar también peligrosa. A algunos les excitan aún más los gritos de la víctima. A otros les puede poner nervioso y por ello pueden maltratar a la mujer. Por eso sólo se recomienda si hay gente alrededor y la atacada está segura de que sus gritos serán una señal de socorro a la que alguien responderá.

▸ Defenderse. Si la víctima es una experta en artes marciales y tiene muy claro que puede actuar, podrá defenderse atacando. En caso contrario, los especialistas siempre recomiendan no oponer resistencia para no padecer lesiones o correr peligro de muerte.

En algunas ocasiones muy concretas, la atacada puede intentar librarse del agresor y huir. Por ejemplo, si se está en la playa, puede tirarle arena en los ojos y cuando esté intentando recuperar la visión, escapar rápidamente y pedir ayuda.

Después de la violación. Es un momento terrible en que la víctima, seguramente, no puede razonar con tranquilidad. Sin embargo, ese momento es básico para que después se pueda denunciar el hecho. Además, también pueden minimizarse los problemas posteriores derivados de la violación.

▸ Evitar lavarse. Es una reacción psicológica muy habitual. La víctima se siente sucia y tiene ganas de lavarse. Sin embargo, de esa forma destruirá pruebas que podrían condenar al atacante.

- Conservar la ropa. Es importante no tirar la ropa que se llevaba en el momento del ataque sexual, porque seguramente en ella se encontrarán pruebas para identificar al agresor.

- No tocar nada. El lugar de los hechos está lleno de evidencias que tendrán que analizar los médicos forenses. Por ello, lo mejor es dejarlo tal cual y no tocar nada hasta que llegue la policía.

- Llamar a alguien de confianza. Un familiar, la pareja o un amigo para que acompañe a la víctima al hospital. También se puede solicitar que le llamen desde el recinto hospitalario.

- Acudir a un centro sanitario. Ya sea un ambulatorio o un hospital, tal como se iba en el momento de la violación. Se puede exigir un certificado como prueba del acto que se ha sufrido.

- Hacer fotos. Puede parecer morboso, pero si la agresión ha provocado lesiones, se pueden tomar fotografías de las mismas para presentarlas posteriormente en el juicio.

- Si hay riesgo de embarazo, se puede pedir la píldora del día después en el centro sanitario al que se ha acudido. Esta píldora se puede tomar hasta cuarenta y ocho horas después; pero, por la salud mental de la víctima, lo mejor es hacerlo lo antes posible.

- Pedir la medicación necesaria para prevenir cualquier enfermedad de transmisión sexual. Algunas de estas dolencias pueden prevenirse con la medicación adecuada.

- Medicarse para el SIDA y la hepatitis E. Ambas enfermedades son muy peligrosas y cuando se desarrollan son mucho más difíciles de erradicar.

- Denunciar los hechos ante la policía. Es un trámite muy agrio, porque se recuerda todo lo ocurrido, pero resulta indispensable para que se pueda detener al agresor. Muchos violadores amenazan a sus víctimas diciendo que si les denuncian, las matarán. Pero ellos han ejercido su poder en un momento concreto por unas situaciones específicas que no tienen por qué repetirse. Además, seguir obedeciendo las órdenes del atacante hace que la agredida piense que su poder no ha acabado. Además, se ha de tener en cuenta que la denuncia puede servir para que otras mujeres no pasen por ese trance. Por último, la sensación de que el crimen ha quedado impune puede tener consecuencias psicológicas posteriores.

- Ayuda psicológica. Es imprescindible, en estos casos, acudir a un psicólogo. Si se tiene pareja, es muy recomendable que acompañe a la víctima a la consulta.

- Evitar los sentimientos de culpa. No hay que tener vergüenza por lo ocurrido. La víctima no hizo nada por merecerlo. Se han de desterrar los sentimientos negativos de raíz.

ATRACOS EN CAJEROS AUTOMÁTICOS

Ésta es una modalidad que están empleando muchos criminales. Habitualmente, se espera a que la víctima llegue al cajero automático. Entonces, se le apunta con un arma y se le exige que vacíe su cuenta. En algunos casos, también se emplea este método para secuestrar. Tampoco hemos de crear alarmismo.

En muchas ocasiones, los cajeros son seguros. Sobre todo, a plena luz del día y cuando el banco está en funcionamiento. Sin embargo, si por cualquier razón tenemos que sacar dinero de un cajero a una hora intempestiva y sospechamos que nos puede ocurrir algo, lo mejor es seguir los siguientes consejos:

Comprobar quién hay. Antes de introducir la tarjeta, los especialistas recomiendan mirar si hay alguien alrededor que tenga pinta sospechosa. Una vez la tarjeta ha sido introducida, será mucho más difícil poder huir.

Pasar de largo. Si por cualquier razón estamos a punto de acercarnos al cajero e intuimos que pasa algo extraño, lo mejor es dar media vuelta y regresar al lugar de procedencia. Se puede pedir ayuda a alguien para que nos acompañe a hacer la pertinente gestión.

En coche. En los países en los que el índice de criminalidad es muy alto, se recomienda acudir siempre al cajero en coche. Tras hacer el trámite, se debe volver rápidamente al vehículo y, sobre todo, bajar los seguros. En este punto, por ejemplo, se ha comprobado que las mujeres son más proclives a recibir este tipo de agresión. La razón es que al llevar las llaves del utilitario en el coche, tardan más en abrirlo y entonces se convierten en una presa fácil de los atacantes.

ESTÁN A PUNTO DE ENTRAR EN CASA

Es una situación muy angustiosa que provoca reacciones que a veces no son las más adecuadas. Por ejemplo, se oye un ruido del exterior y se tiene la sospecha de que son unos ladrones. ¿Qué es lo que recomiendan los especialistas en estos casos?

Encender la televisión. Muchos ladrones roban las casas cuando están seguros de que no hay nadie en su interior. Si descubren su error, es posible que escapen para no tener más complicaciones. En caso de que la persona viva sola, se recomienda fingir que se está manteniendo una conversación con otro individuo.

Cerrar puertas y ventanas. Si se tiene la total seguridad de que el asaltante no ha entrado todavía en la casa, se pueden cerrar todas las puertas y ventanas para evitar que lo haga.

Encerrarse en una habitación. Una vez hecho esto, correr a una habitación de la casa que se pueda cerrar por dentro.

Llamar a la policía o a los teléfonos de emergencia. Dejar muy claro en el mensaje que se trata de una situación de extremo peligro y que tienen que acudir lo antes posible. También se recomienda solicitar el nombre de la persona a la que llamamos para que ésta se sienta más responsable a la hora de transmitir el mensaje.

No enfrentarse. Si el ladrón ya ha entrado en la casa, no debemos salir y enfrentarnos a él. Lo mejor es volver al punto, «encerrarse en la habitación» y seguir ése y el siguiente paso.

Acceder a sus peticiones. Si todo ha fallado y el asaltante nos ha pillado, sólo queda hacer caso a todas sus peticiones. Ésa es la mejor manera de poder salir con vida. Los bienes materiales son preciados, pero la vida humana lo es mucho más.

No salir de la casa. Los criminólogos recomiendan no abandonar la casa. Seguramente, los asaltantes tendrán un coche esperándolos, por lo que es posible que el conductor vaya armado y evite a cualquier precio ser descubierto. De todas formas, si se puede acudir a casa de un vecino de confianza, entonces sí que se recomienda huir de la vivienda.

SECUESTRO DE MENORES

No hay nada que inquiete más a unos padres que el posible secuestro de sus hijos. En muchos países, tristemente, este tipo de actos se está convirtiendo en una forma habitual de conseguir grandes cantidades de dinero. Existen unas cuantas medidas de prevención y algunas normas que se han de seguir en caso de secuestro de un menor.

Dar órdenes concretas en la escuela. El niño sólo puede ser recogido por unas personas que se presentarán a los maestros. Se tiene que dejar claro a los responsables de la escuela que ninguna otra persona bajo ninguna excusa podrá llevarse al pequeño del centro.

Enseñar al niño. Son consejos muy típicos, pero por eso no deben dejar de emplearse: «no hables con extraños», «no aceptes caramelos de desconocidos», «no te subas al coche de alguien que no sea de tu familia».

También se tiene que dialogar con el niño sin agobiarle. Se le puede preguntar si siempre van los padres de sus amigos a buscarlo, si ha visto a alguien extraño... Es básico que el pequeño no esté asustado. Los niños son mucho más listos e intuitivos de lo que en muchas ocasiones pensamos los adultos.

Organizarse con los otros padres. Es normal que los niños quieran jugar en la calle o quedarse hablando a la salida del colegio. Prohibir ese tipo de actividades que los demás hacen puede provocar que el niño se sienta marginado. Por ello, se puede hablar con los padres de los demás pequeños y acordar que cada día uno de ellos se encargará de vigilar al grupo de amiguitos de su propio hijo.

Denuncia inmediata. Si se sospecha que el niño ha desaparecido, es mejor presentar una denuncia lo antes posible. Después, ya habrá tiempo de retirarla si el niño aparece de nuevo. Sin embargo, si el pequeño verdaderamente ha sido secuestrado, la denuncia pondrá a la policía en marcha. También se podrá impedir que los secuestradores se lleven al niño a otro país.

Organismos no gubernamentales. En muchos países existen ONGs destinadas a la búsqueda de niños secuestrados. En caso de que en el nuestro no sea así, siempre podemos ponernos en contacto con padres que hayan pasado por el mismo trance y que seguramente nos podrán ofrecer información sobre lo mejor que se puede hacer en estos casos.

Ponerse en contacto con la INTERPOL. Si se sospecha que el menor ha sido llevado a otro país, es necesario solicitar ayuda a la INTERPOL, que es el organismo de cooperación policial internacional.

Llevar un diario. Se recomienda que los padres apunten en un cuaderno todas las pesquisas que se lleven a cabo. Se debería anotar la fecha y la hora en la que ha sucedido cualquier hecho: desde la denuncia a la policía como cualquier información que se haya descubierto por cuenta propia.

Guardar copias de los documentos. Se deben almacenar las copias de todos los documentos que se hayan recibido o enviado. Si se tienen reuniones, también sería conveniente conseguir un acta de las mismas.

Hacer caso de los secuestradores. Es imprescindible obedecer en todo momento a los raptores por el bien del pequeño. Pero también se les ha de pedir que demuestren que tienen al pequeño en su poder. Oír su voz por teléfono es una forma de estar seguros de que estamos hablando con los que han secuestrado a nuestro hijo. En muchos casos, hay personas que al saber que ha habido un secuestro, intentan aprovecharse de la situación pidiendo un rescate que no servirá para que el niño vuelva.

Hablar con las autoridades. Muchos secuestradores ponen como condición que los padres no hablen con la policía, pero incluso en estos casos hay métodos discretos para conseguir que las fuerzas del orden nos brinden su ayuda en tan terrible episodio. Ellos son especialistas en la materia y sabrán, mucho mejor que nosotros, qué hemos de decirles a los raptores y qué es lo mejor para que nos devuelvan a nuestro hijo. Sin embargo, si creemos que realmente peligra la vida del niño y que no hay forma de disimular el contacto con la policía, será mejor seguir las órdenes de los secuestradores.

Nombrar un portavoz familiar. Los padres, en un momento así, no pueden pensar con claridad. Son demasiados los sentimientos de angustia y temor. Por ello se recomienda nombrar un portavoz. Un amigo de la familia, de total confianza, que pueda actuar con claridad en una situación de crisis. Él puede ser el encargado de hablar con los raptores.

Si la prensa se han enterado de la noticia, también será necesario nombrar otro portavoz que sea el que mantenga el contacto con los medios de comunicación. Se aconseja que ambos sean personas diferentes por dos razones. Por una parte, es demasiada la presión de soportar estas dos funciones. Por otra, así no habrá ningún error y al portavoz no se le escapará nada que haya hablado con los captores y que no se pueda decir a la prensa, ya que podría suponer un peligro para el raptado.

Dar la buena noticia. Cuando el niño aparezca, será necesario comunicarlo a todas las entidades públicas, asociaciones y personas que han colaborado en la búsqueda.

Apoyo psicológico. Tras haber pasado un trance de estas características, en la mayoría de los casos será necesario pasar por el psicólogo. Tanto el niño como los padres necesitarán terapia para volver a la normalidad y poder adaptarse de nuevo a la vida normal.

03

SEGURIDAD Y PROTECCIÓN

Como ya se ha comentado anteriormente, la protección es el arma más potente que podemos emplear en la autodefensa. Tener todos los ámbitos de nuestra vida a buen recaudo servirá para que consigamos sentirnos confiados y tranquilos. Sin embargo, no siempre resulta tarea fácil saber qué es lo que exactamente necesitamos para conseguirlo. Por eso, en este libro se ha entrevistado a los principales especialistas en seguridad y protección. Ellos han visto infinidad de casos en los que un pequeño fallo ha posibilitado una situación de peligro. En este capítulo se han recogido los principales consejos de los especialistas en la materia. Para facilitar la aplicación de sus advertencias, se ha ordenado por los diferentes lugares en los que puede surgir una situación potencialmente peligrosa.

EN LA CASA

«La casa de una persona es su castillo», reza el dicho. Proteger el hogar es fundamental para asegurar nuestra vida, porque en él tenemos depositados la mayor parte de nuestros objetos de valor, desde costosos aparatos electrodomésticos, como ordenadores, televisores, etc., hasta cuadros u objetos decorativos igualmente valiosos, así como joyas o dinero que se suelen guardar entre sus paredes, donde creemos que están a salvo.

Nuestro hogar debe ser un lugar donde nos sintamos seguros, porque ésa es una de sus funciones principales. Protegiendo nuestra residencia salvaguardamos igualmente a los nuestros; por tanto, conservar el hogar alejado de peligros e intromisiones es algo que todos debemos realizar para mantener nuestras vidas y las de los seres queridos. He aquí una serie de normas básicas a seguir para estar seguros de que nuestra vivienda es un lugar seguro:

Puertas: Deben ser de madera sólida o estar forradas de metal. De esta forma será mucho más difícil que puedan derrumbar la puerta y entrar en nuestro hogar. Antes de forzar este tipo de puertas, seguramente, los ladrones preferirán escoger otra vivienda. Por otra parte, unas puertas sólidas también aumentan la sensación de que estamos seguros y protegidos en nuestra casa.

- Colocar una cadena de cerradura para aumentar la protección del hogar. En muchos casos, se pueden instalar dos, para obtener una sensación de mayor seguridad. Es necesario acordarse de cerrarlas cada noche. Al principio, puede que cueste, pero finalmente acabará siendo un acto inconsciente y así no se nos olvidará fácilmente.

- Instalar en las puertas mirillas u otros sistemas para poder ver quién intenta entrar. Este sistema también es muy práctico para identificar a los proveedores (gas, correo, electricidad, etc.).

- Es recomendable que el edificio cuente con un videoportero, una cámara para poder identificar a quien llama al timbre. Si en el vecindario ha habido robos, será fácil convencer al resto de inquilinos de la necesidad de instalar este aparato.

- Son imprescindibles las alarmas u otros dispositivos de seguridad que permitan asegurar por dentro las puertas y otras vías de acceso. En estos casos, lo mejor es pedir consejo a una empresa de seguridad para que nos planteen varias opciones para proteger la vivienda.

- En caso de que las puertas de la fachada, trasera o lateral, tengan bisagras con placas visibles desde el exterior se puede optar por cambiar el sistema o emplear tornillos de seguridad, que son los que no pueden desatornillarse desde fuera.

- Los lomos y umbrales de las puertas deben reforzarse con una lámina de hierro de 50 cm de longitud a ambos lados (por encima y por debajo) de la cerradura. Ésa es la mejor forma de garantizar una buena protección.

- En caso de que el hogar cuente con terraza o jardín es necesario instalar en ellos un sistema de iluminación para poder controlar que no entre ningún desconocido. Este sistema se encenderá desde el interior de la casa, para que no sea necesario que el inquilino se exponga a salir.

- En la puerta que da a la calle debe haber una apertura o un buzón para poder recibir la correspondencia sin tener que abrir a quien se identifique como cartero. También se puede poner un letrero anunciando que se rechaza el correo comercial, para que los buzones no se llenen excesivamente cada día y tampoco haya personas desconocidas deambulando por el edificio con la excusa de repartir promociones.

Las ventanas: Aquellas que resulten accesibles desde el exterior deben estar cerradas con un seguro o algún otro dispositivo. De nada servirá que tengamos la puerta cerrada a cal y canto si un intruso puede entrar por la ventana. Concretamente las ventanas de la planta baja deben tener barrotes o algún tipo de mampara hecha de tela metálica gruesa que sólo pueda abrirse desde dentro. Cuanto más bajo sea el piso, más medidas de seguridad de este tipo deberán adoptarse. Los pisos muy altos, a los que se pueda acceder desde los terrados, también tendrán que tomar medidas similares.

Otras medidas: Es importante que las instalaciones eléctricas y telefónicas se encuentren a salvo de ser cortadas desde el exterior. Si es imposible conseguir esto, será necesario tener un teléfono móvil siempre cargado en una habitación que se pueda cerrar por dentro. De ese modo, en caso de que alguien entre en la casa, los miembros de la familia siempre se podrán refugiar en esa parte de la vivienda y contarán con un teléfono con el que avisar a las fuerzas del orden. Los números de teléfonos de emergencia deben estar colocados en algún lugar visible, preferiblemente cerca del aparato telefónico. Lo mejor es que las letras y los números sean grandes para que no se pierda tiempo intentando entender qué pone en el papel.

Estos consejos se refieren al mantenimiento del edificio propiamente dicho; pero también hay que acostumbrarse a seguir una serie de conductas que nos pueden ahorrar desgracias y todo tipo de disgustos:

Al salir de casa: Tanto si es para tirar la basura, hablar con un vecino, tender la ropa o hacer las compras en un lugar cercano, hay que tener la precaución de cerrar totalmente la puerta con llave. Que nuestra ausencia vaya a ser breve no justifica que descuidemos la seguridad del hogar; los ladrones no tienen por qué saber cuánto vamos a tardar; ellos simplemente esperan un descuido por nuestra parte.

Suena el timbre: Nunca hay que abrir la puerta a alguien que no conozcamos, aunque su historia resulte creíble. Las consecuencias de un descuido como éste podrían ser nefastas. Quien esté llamando a nuestra puerta tendrá que entender que nos neguemos a abrirle. En caso de que demande auxilio, le podemos ayudar desde el interior del hogar.

- Es conveniente relacionarse con los vecinos. Así se podrá identificar a los desconocidos y estar informado de lo que ocurre en el edificio y el barrio. Además, pueden cuidar de la casa en su ausencia y ayudar en caso de emergencia. Son favores entre vecinos que después deberemos retornar haciendo lo propio.

- Si hay personas trabajando en casa deben venir recomendadas por alguien de nuestra entera confianza y ser merecedoras de ella con una actitud siempre correcta. Por eso no es de extrañar que se les pidan referencias y se compruebe que en su anterior trabajo tuvieron una conducta impecable.

Por la noche: Es importante tener un teléfono móvil a mano cuando estemos en casa y llevarlo al dormitorio al acostarse. La razón para seguir esta medida es que si un intruso entra en la residencia y descuelga uno de los teléfonos, los otros aparatos, que comparten la misma línea, pierden la comunicación.

Por otra parte, hay que revisar cuidadosamente que las puertas y ventanas estén bien cerradas cada noche antes de irse a la cama. Es recomendable que siempre lo haga el mismo miembro de la familia, puesto que así será una rutina diaria y no se olvidará nunca de hacerlo.

▸ Si al regresar a casa se observan señales de violencia en la puerta (es decir, que parezca que han intentado forzarla), hay que llamar inmediatamente a la policía (sin tocar absolutamente nada) y no entrar en el domicilio por si alguien pudiera encontrarse dentro. Se puede pedir ayuda a algún vecino que nos permita estar en su casa hasta que la policía llegue y estemos seguros de que el peligro haya pasado.

▸ En el caso de que estén haciendo obras en el edificio, hay que ir con sumo cuidado por si colocan un andamio desde el que se pueda acceder a una ventana; en ese caso se tienen que extremar las precauciones para que no se cuele ningún indeseable. En muchos casos el ayuntamiento envía medidas de protección a los inquilinos cuyas fachadas se están reconstruyendo.

▸ En casa hay que disponer de una linterna por si se produce un apagón, ya que utilizar velas es peligroso si se han liberado gases o líquidos inflamables o si se está en un lugar cerrado. Se ha de comprobar, periódicamente, que las pilas no estén caducadas, puesto que entonces pueden estropear los circuitos internos de la linterna.

Cambios de casa: Al mudarse a una nueva vivienda hay que instalar nuevas cerraduras en las puertas que den a la calle, balcón o patio. No sabemos cuántas copias ni qué tipo de personas pueden tener un juego de llaves de nuestro hogar. Algunas veces resulta más económico cambiar las combinaciones, pero hay que procurar que lo haga un cerrajero de confianza.

▸ No se debe dejar la llave de casa en un escondite fuera de ella, porque los delincuentes también conocen ese truco. Lo mejor es dejar un juego de llaves a una persona de total confianza, preferiblemente que viva cerca de nuestro hogar. Así, si nos olvidamos las llaves en la casa, podremos pedir esa copia y entrar sin problemas.

▸ No hay que llevar las llaves de casa junto con la dirección, ya que si las perdemos el ladrón podría llegar antes que nosotros. Es mejor transportarlas siempre en el bolsillo, ya que es mucho más difícil que nos las roben de ahí.

▸ Hay que enseñar a todos los que viven en la casa las medidas de seguridad de que ésta dispone, así como la forma en que se interrumpe la energía eléctrica total o parcial de la residencia, el gas y el agua. También hay que instruirles sobre cómo actuar en caso de incendio.

AL AUSENTARSE DE CASA

Las vacaciones o ausencias temporales de casa por motivos de trabajo son los momentos más peligrosos en los que el hogar debe protegerse especialmente, puesto que se encuentra más expuesto a la codicia de los malhechores. Es de todos sabido que el mayor número de atracos se produce en la época estival; por eso es importante seguir a rajatabla estos consejos que evitarán las sorpresas desagradables a nuestro regreso.

▸ Es imprescindible que nos acostumbremos a comprobar la resistencia de las cerraduras de puertas y ventanas que den al exterior y cerciorarse de que absolutamente todas queden bien cerradas al abandonar la casa.

▸ Se recomienda instalar un interruptor automático para regular el encendido y apagado de las luces, tanto por la noche como por la mañana. También hay temporizadores que ponen la radio en marcha. De esta forma siempre parece que haya alguien en casa y los ladrones suelen buscar viviendas deshabitadas para tener menos problemas.

- No hay que olvidarse de desconectar aquellos artefactos eléctricos que puedan provocar un cortocircuito. Antes de cerrar la puerta se recomienda echar un último vistazo para comprobar que no se ha cometido ningún error.

- Tampoco podemos marcharnos sin arreglar antes las cerraduras defectuosas. Es importante ser precavido y repararlas días antes de la partida para comprobar que funcionan correctamente.

- Pague las facturas anticipadamente para evitar cortes de los servicios. En caso de viajes largos, asegúrese que no venza su alquiler u otros contratos. Será mucho más difícil arreglar estos problemas sin estar en la vivienda.

- Es importante no dejar dinero, joyas u otros objetos de valor en lugares fáciles de encontrar y forzar. Si tienen mucho valor, lo mejor es optar por una caja de seguridad escondida en algún lugar poco usual. Mucha gente también tiene bolsas de plástico especiales para poder poner las joyas en el depósito de la cisterna.

- No dejar animales encerrados: el ruido que hacen al tener hambre o sed advertirán al intruso de que no hay nadie en casa.

- No dejar notas en las puertas advirtiendo de la ausencia: los ladrones también saben leer.

- No salir con un gran despliegue de maletas, cámaras fotográficas, tiendas de campaña, etc.: los delincuentes siempre están ojo avizor. Lo mejor es transportar todos esos objetos desde la casa al parking o garaje, siempre que sea posible. Si no lo es, se recomienda introducirlas rápidamente en el coche y no dejarlas con alguien vigilando esperando a que llegue el resto.

- Hay que avisar personalmente a quienes le traigan el pan, la leche o la prensa para que no dejen nada mientras no se haya regresado. Ésa es la prueba más fehaciente de que alguien está de vacaciones.

- Se recomienda decir a un vecino de entera confianza que vamos a ausentarnos para que vigile la presencia de personas extrañas y supervise el estado en que se encuentra la vivienda.

- Ese mismo vecino, o algún pariente o amigo, han de tener nuestro teléfono para poder avisarnos en caso de emergencia y una copia de las llaves por si fuera necesario entrar (en caso de que se produjera un escape de gas, o de agua, etc.). Una situación de este tipo, si no se solventa a tiempo, puede provocar una tragedia doméstica.

EN EL AUTOMÓVIL

Los automóviles son un codiciado objeto de deseo de atracadores y maleantes; por eso debemos cuidar su seguridad y estar siempre pendientes de ellos. Se trata de algo extremadamente valioso tanto por su precio como por la función que cumple y, no sólo su hurto, sino también el intento, puede hacer que nos veamos obligados a desembolsar grandes cantidades de dinero en su reparación. Si se trata de un modelo vistoso, es probable que algún ladrón ande al acecho y espere al momento adecuado para llevárselo; en ese caso hay que ir con mucho cuidado y vigilar dónde lo dejamos en cualquier ocasión. También son frecuentes los hurtos cuando el conductor y ocupantes se hallan dentro del coche; por todo ello debemos seguir estos consejos:

‣ Hay que mantener siempre cerradas y con el seguro puesto las puertas y ventanas del automóvil. Cada vez que se baja o se sube es necesario repetir esta operación. Es conveniente instalar un sistema de antirrobo en el coche, con un botón para hacer sonar una sirena en caso de emergencia. Normalmente, al oír el ruido, los ladrones acostumbran a huir.

‣ Para proteger las ventanas de roturas puede instalar en ellas película antifragmentaria. Así será mucho más difícil que rompan la ventana para penetrar en el interior del vehículo.

‣ No se debe dejar nada de valor a la vista en los asientos del automóvil; lo mejor es guardarlo en el maletero, en la guantera o debajo del asiento. Si no es posible, es mejor llevar con uno mismo los objetos de valor que pueden despertar la curiosidad y la codicia de los ladrones.

‣ Si es de noche o nos encontramos en un área aislada y creemos que alguien nos sigue podemos hacer señales a otro conductor y pedirle que nos acompañe a una zona más segura o iluminada. Nunca hay que llevar el coche hasta el propio hogar, puesto que estaríamos conduciendo al ladrón a nuestra morada.

‣ Hay que aparcar en áreas que se encuentren bien iluminadas cuando regresemos al auto. Se deberán rehuir aquellas zonas que presenten explanadas o terrenos boscosos.

‣ Si el modelo del coche es especialmente caro o llamativo, es recomendable variar las rutas y las horas en las que se conduzca. Así se podrá despistar a los ladrones. Tampoco es recomendable aparcarlo frecuentemente en el mismo lugar en la calle.

‣ En caso de tener que dejar las llaves del auto para que lo reparen, uno debe entregar únicamente las llaves del vehículo y conservar las de la casa o la oficina.

▸ No dejaremos a la vista dentro del automóvil objetos de ninguna clase, en especial los que tengan algún valor: maletines, prendas de vestir, teléfonos móviles, ordenadores portátiles, etcétera.

▸ Muchos ladrones utilizan la siguiente estrategia para robar: observan que el conductor viaja sin compañía en el asiento de atrás y no lleva el seguro puesto. Entonces uno le pregunta cualquier cosa mientras otro aprovecha para abrir con disimulo la puerta de atrás y sustraer algún objeto de valor. Por eso hay que ir con cuidado si un peatón nos pregunta algo y asegurarse de que las puertas estén herméticamente cerradas.

EN LA CALLE

La vía pública es sin lugar a dudas uno de los espacios donde más atracos se producen, con un grado mayor o menor de violencia pero siempre sorprendiendo a la víctima. Por eso debemos estar siempre alerta, especialmente si paseamos o caminamos a altas horas de la noche o por zonas que nos parecen peligrosas. Coger un taxi o transporte público es siempre una opción a tener en cuenta, pero si nos resulta imposible debemos aprender a defendernos de las posibles agresiones. Pero ese punto lo analizaremos más adelante; de momento debemos empezar por prevenir los posibles incidentes.

▸ Los atracos pueden originarse en el ascensor de nuestro mismo edificio o en el de nuestro puesto de trabajo. Por eso, si al entrar en un ascensor vemos a personas extrañas o en actitud sospechosa, es preferible subir o bajar por las escaleras o salir del edificio y esperar un poco.

▸ Si nos molestan estando ya en el ascensor, oprimiremos el botón de alarma tratando de mantener la calma. Es recomendable ubicarse siempre cerca de los botones cuando se sube al ascensor.

▸ Una vez en la calle, procuraremos en lo posible caminar por el lado interior de las aceras. Muchos ladrones o raptores agarran a las personas que están cerca de la acera desde un coche.

▸ Si existen desperfectos en el alumbrado público de su calle, debe hacerse lo posible para conseguir que lo reparen. Lo más recomendable en estos casos es dirigirse al guardia más cercano o a la sede del Ayuntamiento del barrio para hacer constar el fallo y demandar su reparación.

▸ No se ha de llamar la atención con relojes caros, joyas y demás prendas de lujo. Tampoco deberemos llevar dinero ni objetos de gran valor en carteras o bolsos colgados del hombro, debajo del brazo o en la mano. Cualquier delincuente puede robarlos fácilmente.

▸ Debemos colocar el bolso de mano de manera que dé hacia la parte interior de la acera. Así se evitará que un delincuente lo arrebate. Hay muchos ladrones motorizados que emplean este truco para robar a los despistados viandantes.

▸ Hay que estar alerta en general con los que van en moto, en especial los que circulan en sentido contrario. Si vemos una moto sospechosa, lo mejor es acercarse a la parte interior de la acera y esperar que pase.

▸ En un transporte público, deberemos vigilar quién está a nuestro lado en todo momento. Las aglomeraciones y empujones favorecen la labor de los carteristas.

▸ Un hecho común es que éstos se protejan el brazo con una chaqueta incluso en verano, para poder introducir la mano en el bolso con mayor facilidad. Sospecharemos especialmente de ellos y de los que cumplan otro curioso detalle: aquellos que estén leyendo un periódico atrasado. Es otra forma común de robar en metros y autobuses.

▸ Deberemos evitar contestar las preguntas de desconocidos que parezcan sospechosos; es probable que aparezca alguien por detrás para robar aprovechando que estamos dando alguna indicación. Se ha de ser siempre consciente de dónde se tiene el bolso y de que está bien sujeto.

▸ Las cabinas de teléfonos son un lugar muy apreciado por los carteristas. No depositaremos la cartera encima mientras hablamos; podría aparecer alguien y distraernos con alguna pregunta mientras otro se lleva fácilmente el monedero.

▸ Otro hurto muy común es el de teléfonos móviles mientras la víctima está hablando por el aparato. La víctima, al estar concentrada en la conversación, tiene la guardia baja. El ladrón puede propinarle un golpe y llevarse su teléfono. Se recomienda mirar siempre alrededor y mantener las distancias con el resto de transeúntes. También se deben evitar las llamadas demasiado largas para reducir el riesgo de atraco.

▸ No debemos distraernos en los escaparates: en cambio, podemos emplearlos como espejo para observar a cualquier persona sospechosa. Si se ve a alguien que no inspira confianza se puede entrar en la tienda; es una buena medida preventiva en estos casos.

▸ Cuando sea necesario esperar, es mejor no hacerlo siempre dentro del automóvil, ya que se corre el riesgo de ser atracado por la fuerza. Hay ocasiones en las que resultará mejor salir del mismo y permanecer dentro de un sitio estratégico que permita vigilar el coche y ver si se acerca alguien.

EN LOS VIAJES

Muchos son los peligros a los que nos vemos expuestos cuando viajamos. Desde los simples carteristas, que muestran especial predilección por los extranjeros, hasta los engaños en el cambio de moneda, reservas de habitaciones, etc. Analizaremos las principales situaciones en las que su seguridad se puede ver perjudicada para prevenir complicaciones cuando nos encontramos fuera del país, momento en el que solemos ser más vulnerables por causas como la diferencia de idioma o el desconocimiento de las costumbres locales.

Para empezar, es conveniente hablar con la agencia de viajes para conseguir tanta información como sea posible sobre el destino del desplazamiento, especialmente si se viaja solo. Antes de salir del país se pueden escribir varias tarjetas de bolsillo con las frases que más se vayan a utilizar en el lenguaje local. (Por ejemplo: «¿Dónde está el aeropuerto?», «¿Cómo puedo llegar al hotel?», «¿Adónde puedo ir a comer?» o «¿Dónde están los servicios?») Otras medidas son:

- Es imprescindible conocer a grandes rasgos la ley del país de destino. En muchas normativas hay pequeños pero importantes cambios en comparación al país de origen, que pueden hacernos delinquir sin ni siquiera saberlo. La religión, las relaciones entre hombres y mujeres, la bebida o las drogas tienen una normativa diferente en muchos lugares del mundo.

- También se tendría que recopilar información sobre los timos más habituales. En muchos lugares del mundo suelen robar a los turistas con pretextos concretos que ya son conocidos por los que han viajado con anterioridad a ese país.

SEGURIDAD AÉREA

Se debe llegar al aeropuerto por lo menos una hora antes de que salga el avión en los vuelos nacionales y dos en los internacionales. Si se tiene que hacer alguna gestión (recoger los billetes electrónicos, por ejemplo), se recomienda tomarse entre media y una hora más sobre el margen antes estipulado.

No debemos dejar el equipaje desatendido o con alguien que no se conoce. Nunca se debe aceptar que un desconocido nos lleve cualquier cosa a bordo. En cualquier momento esa persona, que en principio nos pareció tan amable, puede salir corriendo con todas nuestras pertenencias.

Tampoco se debe ayudar a nadie a transportar su equipaje. En caso de que la otra persona no pudiera manejarlo, se puede avisar al personal del aeropuerto o del avión. Coger una maleta de alguien sin saber lo que contiene puede hacer que en la aduana nos detengan a nosotros por el contenido de la misma. Otros aspectos a considerar son:

- Si se encuentra una cartera, una maleta o algún bulto desatendido, se ha de comunicar el hecho inmediatamente a los agentes de seguridad del aeropuerto.

- Para evitar pérdidas de equipaje por envíos erróneos a otros destinos, se han de quitar todas las etiquetas de viajes anteriores.

- Es conveniente marcar el equipaje con cintas de colores para evitar confusiones en el área de recogida de equipajes. Es recomendable señalizar el equipaje dentro y fuera con su nombre, dirección comercial y número de teléfono.

- Antes de partir, se debe elaborar una lista con el contenido de las maletas para saber esa información en caso de pérdida. Y, evidentemente, esa lista no se debe dejar en el interior de la maleta.

- Si se llevan líquidos, deben alojarse en botellas de plástico y dejar suficiente espacio para la expansión (por la notable diferencia de presión).

- Es conveniente transportar toda la medicación, papeles importantes, dinero y una muda de ropa en el bolso de mano por si el equipaje chequeado se perdiera o retrasara.

- Al desembarcar, se debe tener especial cuidado con las personas extrañas o sin identificación que ofrecen taxis o distintos medios de transporte.

- En caso de un choque, no deben cogerse las bolsas, las maletas de mano ni los neceseres. Podrían hacer que perdiéramos el equilibrio en la rampa de escape y nos lastimásemos o nos rompiéramos unos cuantos huesos.

- Deberíamos contar el número de asientos que hay desde nuestro asiento hasta la salida de emergencia más próxima, tanto por delante como por detrás. Esto nos permitirá encontrar una salida incluso si no se ve nada por el humo. Así mismo, deberíamos localizar el lugar en el que se encuentra el salvavidas. Suele guardarse, habitualmente, bajo el asiento. Dependiendo de la compañía, a veces se deja bajo el apoyabrazos, especialmente en primera clase. Si el salvavidas esta dañado se ha de comunicar este hecho al personal de cabina. Con esta comprobación, ahorraremos unos segundos preciosos en caso de una emergencia real, que pueden servir para salvarnos la vida.

EN EL PAÍS DE DESTINO

Respecto a los documentos, se recomienda hacer varias copias del pasaporte, cheques de viaje, tarjetas de crédito, itinerario, billetes y otros documentos de vital importancia. Una de las copias la puede llevar a un familiar o amigo y la otra la podemos transportar nosotros. Deberemos tener a mano la dirección y el teléfono de la embajada o consulado de nuestro país en cada lugar que tengamos previsto visitar. En caso de dificultades, deberemos contactar con ellos. Si se planea estar un largo período en el extranjero, nos registraremos y dejaremos el itinerario en la embajada o consulado.

Otra norma a seguir es llevar la mayor cantidad posible de dinero en cheques de viaje, anotando los números de serie, denominaciones y fecha y localización de la agencia que los emitió. Es necesario sacar todas las tarjetas de crédito innecesarias de la billetera y asegurarse de tener los números telefónicos de

VIAJAR EN BARCO

▸ En el camarote tenemos que cerrar las puertas y asegurar las del armario.

▸ Si el cierre de la puerta de la cabina requiere el uso de una llave en el interior, dejar la llave en la cerradura cuando se está en el interior de la misma. Así no tendrá que buscarla en caso de apagón o de que se produzca una emergencia nocturna.

▸ Nunca se deben lanzar cigarrillos al agua, incluso aunque se piense que están apagados. Puede haber combustible derramado y desencadenar una tragedia.

la compañía emisora de las tarjetas en caso de pérdida o robo. Ambas circunstancias deben ser notificadas inmediatamente para que los delincuentes no puedan operar con ella.

Otras medidas de seguridad

- Si se desconoce el lenguaje del país al que se viaja, se debe llevar una tarjeta o una caja de fósforos con el nombre y la dirección del hotel. Así podremos enseñársela a un taxista o a un policía en el caso de que no encontremos el establecimiento.

- Consultar el mapa de la ciudad antes de efectuar el desplazamiento. Un turista consultando un mapa siempre es un blanco fácil. Si evitamos parecerlo y caminamos seguros, podemos hacernos pasar por un ciudadano de la ciudad que visitamos y así, casi con total seguridad, podremos evitar a los ladrones que van a la caza del «turista despistado».

- Si alquilamos un coche, deberemos conseguir las indicaciones de la ruta a seguir por adelantado y pondremos claramente las direcciones por escrito del aeropuerto al hotel. Si necesitamos parar antes de llegar, siempre efectuaremos ese estacionamiento en áreas públicas bien iluminadas. Las puertas del vehículo deben estar aseguradas durante la conducción. También se debe evitar recoger extraños en el camino. Hay países, como Inglaterra, donde practicar «autostop» está prohibido.

- No parar cuando un automóvil nos siga haciendo señales con las luces largas a no ser que se trate de un coche de policía.

- Cerrar y bloquear la puerta de la habitación de hotel siempre. En algunos países es incluso conveniente trabar las puertas de cristal deslizantes, ventanas y puertas de la habitación.

- No contestar a la puerta de la habitación sin verificar quién es. Si la persona dice ser un empleado del hotel y tiene sospechas, deberemos llamar a la recepción para comprobarlo.

- No invitar a desconocidos a la habitación. Si se ve alguna persona o actividad sospechosa, contactaremos inmediatamente con la seguridad del hotel.

- Evitar llamar la atención mostrando cantidades grandes de efectivo o usando joyería que sea o parezca costosa.

- En caso de que el hotel disponga de caja fuerte, se depositarán allí los objetos de valor. No deben dejarse en el coche ni la habitación, porque la dirección en ambos casos no se responsabiliza de ellos.

- Es importante conocer la localización de escaleras, escapes de fuego, salidas y alarmas del hotel.

- «Allá donde fueres, haz lo que vieres», éste es el lema de los viajeros inteligentes. Para seguirlo, deberemos, en la medida de lo posible, camuflarnos con la gente del país: vestir como ellos y seguir sus costumbres.

- Un timo muy habitual en muchos países consiste en que accidentalmente manchan a un turista. El causante del estropicio intenta limpiarle y, mientras lo hace, él mismo o sus compinches aprovechan el revuelo que han generado a su alrededor para robarle la cartera.

- Si nos encontramos en una situación de este tipo, deberemos mantener la serenidad y la firmeza, negándonos a que se acerquen demasiado a nosotros.

- Otro timo también muy extendido es chocarse con uno cuando va excesivamente cargado. La persona que ha colisionado se disculpa y se ofrece para recoger el estropicio. En ese momento, el robo es muy fácil. Por ello, es mejor llevar todo el equipaje controlado, emplear carritos de transporte y ser tajante en caso de choque: nadie debe acercarse a nuestras pertenencias.

- Mucho cuidado con los niños que se acercan en grupo a las salidas del aeropuerto o a la entrada del hotel: es triste, pero muchos de ellos son expertos carteristas dispuestos a aprovechar el desconcierto que produce esa situación.

- En los países subdesarrollados, en muchas ocasiones, el cambio por un billete es muy grande. No debemos dejarnos engañar: muchos de esos billetes son pequeños y de escaso valor. Por ello, lo mejor es contar siempre la vuelva que nos den después de cualquier compra.

- Al principio, muchos tienen dificultades para calcular el valor real de las cosas debido al cambio de moneda. Por ello, se recomienda no hacer grandes compras hasta conocer bien cuál es el valor de los objetos que queremos adquirir en nuestra moneda.

SEGURIDAD EN EL TRABAJO

Es el lugar en el que pasamos más horas. Como mínimo, ocho; como máximo... ni se sabe. Cada cual sabe el tiempo que debe permanecer en su ocupación. En un principio, la oficina es un lugar seguro, donde casi todos se conocen y no hay posibilidad de riesgos. Sin embargo, en muchas ocasiones esa sensación hace que bajemos la guardia y olvidemos tomar las medidas de seguridad necesarias.

Por ello, en este apartado, hablaremos de las medidas de prevención más importantes que hemos de tomar cuando estemos en nuestro puesto de trabajo. Esos consejos se dividirán en dos partes: los que debemos adoptar si somos el propietario del negocio y los que tendremos que seguir si somos simplemente un asalariado del mismo.

PROPIETARIOS

Se debe instaurar un sistema que no resulte agresivo, para que los trabajadores no se ofendan, pero que sirva para controlar en todo momento dónde está el personal. No se deben permitir visitas personales a no ser que sea un caso excepcional. Cuanta más gente circule por la oficina, más fácil será que haya hurtos o situaciones incómodas. Cualquier persona que maneje dinero en la empresa ha de ser de total confianza. De todos modos, tiene que haber un sistema por el cual dé cuentas de esas cantidades con las que trabaja de forma diaria o semanal. Si el control es continuo, se sentirá mucho más responsable de su trabajo y se eliminará la tentación de cualquier hurto.

El edificio debería contratar un seguro que solventara las reparaciones lo más rápido posible. Un cristal roto, por ejemplo, puede ser una cómoda entrada para los ladrones. Por ello, cualquier avería debería poderse solucionar en un plazo muy corto de tiempo.

Otras medidas a considerar serán:

- No se debe permitir el acceso de los trabajadores a la oficina fuera de horas de trabajo. En casos excepcionales, deberán informar de los horarios en los que quieren acudir a la oficina.

- Si la oficina es grande o se trata de un polígono industrial, se recomienda contratar a una empresa de seguridad. El coste es en comparación menor de los problemas que puede acarrear una mala seguridad.

▸ El sistema informático debe estar blindado. Por una parte, debemos emplear potentes antivirus que deben renovarse periódicamente. Por otra, se deben exigir claves de acceso para que cualquier trabajador pueda acceder simplemente a la información que necesita y no a la de otros departamentos.

▸ Si las instalaciones se encuentran en un recinto industrial o en una zona peligrosa, es mejor instalar un sistema de transporte para que los trabajadores que tengan un horario nocturno puedan llegar sin problemas al lugar de trabajo. Un autobús o un sistema de taxis a cargo de la empresa suelen ser los medios más recomendables a la vez que seguros.

▸ En caso de trabajar con importantes sumas de dinero, objetos valiosos o documentos secretos, lo mejor es instalar una caja de alta seguridad. El código deberán conocerlo muy pocas personas y no deberá estar nunca apuntado en ningún papel ni documento informático.

▸ Los directivos han de saber todo lo que ocurre en la empresa y lo que preocupa a los trabajadores. Y todo incluye pequeños hurtos o problemas que puedan inquietar a los asalariados. Por ello, debería haber alguna forma de denunciar los pequeños robos para poder aumentar la vigilancia. En muchas ocasiones un pequeño ladrón no avanzará más si ve que la empresa refuerza la seguridad y las posibilidades de ser detenido aumentan.

▸ En caso de tener un establecimiento público en el que entra y sale mucha gente, se impone tener un sistema de seguridad privado. Los agentes que se infiltren como clientes podrán controlar mejor los robos. Dependiendo de las posibilidades del negocio, puede tratarse de un servicio que acuda los días de mayor actividad o, si es posible, pueden estar todos los días de la semana.

- Este sistema descrito en el punto anterior puede reforzarse, si es necesario, con cámaras de vigilancia interna. Las imágenes grabadas por estas cámaras de seguridad pueden ser empleadas en caso de juicio.

- Hacer que los trabajadores se lleven parte de sus ocupaciones a casa es tan contraproducente como peligroso. Los asalariados tienen que llevarse material de la oficina y en ese tránsito pueden perderse cosas de valor. Por ello, cuando el trabajo requiera más horas, resulta mucho más rentable contratar personal para que descargue al trabajador de esas excesivas obligaciones.

- Deben controlarse, periódicamente, los mecanismos de emergencia. Por ello se deben preparar alarmas falsas para comprobar qué pasaría si esa situación fuera real. Es muy importante comprobar que todo el equipo de emergencia (salidas, extintores...) está en perfecto estado y no ha caducado. Este tipo de complementos se ha de renovar periódicamente y muchos son los empresarios que se olvidan de hacerlo.

- Las empresas deberían tener un escáner para pasar por él todos los paquetes que llegaran a la oficina. Muchas son las amenazas actuales y lo mejor es estar preparado para combatirlas eficazmente.

- El personal de limpieza ha de ser de absoluta confianza. En caso de desaparición de algún objeto los trabajadores siempre sospechan de las personas encargadas de la limpieza. Por ello, se ha de asegurar que sus sospechas sean infundadas. De todos modos siempre es mejor que no tengan una llave de la oficina. Cuantas menos copias circulen, más tranquilos estaremos.

EL TRABAJADOR

Normalmente la empresa da información concreta de qué hacer en caso de emergencia. Pero, habitualmente, los asalariados hacen caso omiso de estos datos. Es necesario saber cómo actuar si acontece una emergencia.

Para mantener la seguridad debemos solicitar un cajón con llave. Allí podrán depositarse todos los objetos de valor, así como la información que deba mantenerse en secreto. En muchas oficinas se dejan los abrigos y los bolsos en la entrada. Ése es el lugar donde es más fácil que sean robados. Por eso, si no hay un colgador que esté bajo nuestro ángulo de mira, es mejor dejar esos enseres cerca de nuestro lugar de trabajo. También se pueden vaciar de todos los objetos importantes y llevárnoslo a nuestro puesto de trabajo.

Otra norma básica es ser discreto y revelar pocos datos sobre nuestra vida privada. Es una norma difícil de cumplir, puesto que después de un tiempo trabajando con las mismas personas es normal que se creen lazos de amistad. Sin embargo, una conversación en voz alta puede ser escuchada por personas no deseadas y empleada en nuestra contra. Ocurre lo mismo con las llamadas de teléfono. En concreto se aconseja no hablar del dinero que tenemos (sobre todo si hemos tenido algún tipo de ingreso adicional, como una herencia o un premio de la lotería), de las vacaciones o de los fines de semana en que tengamos previsto ausentarnos de nuestra vivienda, ni de las noches que pasaremos solos en casa.

Otras medidas de seguridad a considerar mientras trabajamos serán algunas de las siguientes:

- No alardear de los objetos personales de valor: el móvil, un portátil o una agenda digital. Seguramente, nuestros compañeros los verán, pero no hace falta explicar todas sus prestaciones ni hablar del elevado coste que tienen.

- Lo ideal, cuando la empresa lo permite, es tener una plaza de parking. Sin embargo, si no contamos con ese privilegio, se aconseja aparcar el coche en lugares diferentes. Los ladrones pueden saber fácilmente nuestro horario y aprovechar el tiempo que pasamos en la oficina para robar el automóvil sin que podamos hacer nada para evitarlo.

- Si la zona en la que trabajamos es peligrosa, deberemos extremar las precauciones tanto a la ida como a la venida. En muchos casos se puede hablar con otros trabajadores para emplear el mismo transporte o coger el mismo vehículo y repartir los gastos de gasolina. Por último, si nos tenemos que quedar hasta muy tarde trabajando, podemos negociar con nuestros superiores que el medio de transporte de vuelta corra a cargo de la compañía.

- Si creemos que nos han robado cualquier objeto, antes de dar la señal de alarma, deberemos comprobar que efectivamente esa pertenencia no esté y que nos haya sido sustraída. Cuando estemos totalmente seguros de ello, deberemos denunciar el hecho. Se debe hacer, preferiblemente, por escrito al superior o al encargado de seguridad de la planta. De nada servirá quejarse al resto de los empleados, lo mejor es ser directo y no caer en cotilleos.

- Si vemos cualquier actividad sospechosa o cualquier persona que no pertenezca a la empresa merodeando por ella, deberemos informar a los servicios de seguridad o consultar con nuestros superiores. Siempre es mejor una falsa alarma que una alarma tardía.

▸ No dejar nunca el puesto de trabajo con el ordenador abierto y documentos importantes a los que se pueda acceder sin ningún problema. Tampoco es recomendable dejar la pantalla que contiene el correo electrónico en funcionamiento mientras nos ausentamos de nuestro puesto.

▸ Se ha de estar abierto y colaborar en todas las medidas de seguridad que la empresa imponga. Normalmente, mucha gente se siente agredida y cree que pretenden ejercer un mayor control en su actividad. Pero cuando las medidas están encaminadas a la seguridad, debemos pensar que son para protegernos y no para atacarnos. Algunas veces conllevan incomodidades, pero evitan males mayores.

▸ El trabajador no debería desprenderse de sus objetos personales valiosos (anillos, relojes, pulseras...). Si éstos resultan molestos para desempeñar su actividad laboral, será mejor no llevarlos al trabajo.

▸ Cuando ha habido robos de documentos o de objetos, se han de extremar las medidas de seguridad. Esta acción deberá desarrollarse en una doble dirección de actuación. Por una parte, evitar a toda costa que seamos víctimas de un robo. Por otra, dejar claros todos nuestros movimientos para que nadie pueda sospechar de nosotros.

AUTODEFENSA Y SEGURIDAD EN MEDIOS DE TRANSPORTE

Muchos son los robos que tienen lugar en los medios de transporte, así como las agresiones. En un autobús, por ejemplo, es muy difícil que el conductor pueda controlar lo que ocurre al final de todo. En los vagones de Metro o de tren resulta totalmente imposible. Por ello, a continuación se desglosarán las medidas más habituales de prevención:

- Nunca debemos desatender nuestras pertenencias personales. En caso de dejarlas en un compartimiento de tren, deberemos vigilarlas, así como observar los movimientos del resto de los pasajeros y lo que extraen del lugar donde hemos guardado nuestros enseres personales.

- Los autobuses y coches del Metro abarrotados de gente son lugares que muchos pervertidos aprovechan para tocar a sus víctimas. Si esto ocurre, deberemos desenmascarar al «tocador».

- Se puede denunciar el hecho al conductor del autobús o simplemente decirlo en alto, para que el resto de los pasajeros impidan que siga molestándonos.

- Los carteristas abundan en los medios de transporte, sobre todo en las horas punta. Por ello deberemos tener siempre la cartera perfectamente localizada (nunca en la parte trasera del pantalón o en el bolso).

- Si presenciamos una pelea, deberemos denunciarla lo antes posible para que las autoridades se encarguen de la situación. Intervenir, en estos casos, sirve de bien poco.

- Es mejor no mantener conversaciones por el móvil en los medios de transporte. Sin querer, es posible que suministremos información personal a los pasajeros y si entre ellos hay algún delincuente, estaremos exponiéndonos innecesariamente.

- También existen algunos ladrones que roban los teléfonos móviles cuando se abren las puertas del Metro o del autobús. Así, entre el revuelo, pueden huir con nuestro celular.

- No se recomienda dormir en los medios de transporte, menos todavía si van muy llenos. En los trenes de larga distancia, siempre que sea posible, se deben tener todas las pertenencias bajo control y en un armario con llave. En los de corta distancia, no vale la pena correr el riesgo de que nos puedan robar mientras echamos una cabezadita.

PREVENCIÓN EN RESTAURANTES

El ocio es un momento en el que nos relajamos y no estamos tan atentos a los peligros que nos rodean. Por ello elegir mal un establecimiento puede llevarnos a que una velada fantástica se convierta en una noche horrorosa. Para evitarlo, deberemos...

- Elegir un local que nos inspire confianza. No hace falta que sea el más caro, pero sí el más seguro. Un buen indicativo de la calidad del establecimiento es que esté lleno. Si nadie visita ese local, por algo será. Además, es muy probable que no den salida a todos sus productos y eso incrementa el riesgo de padecer algún tipo de intoxicación.

- En las cenas multitudinarias es muy fácil que se cometan errores en la cuenta. En algunos casos pueden ser «inocentes», pero existen establecimientos que se dedican sistemáticamente a inflar las cuentas de sus comensales. Por ello, se debe comprobar siempre la factura.

- Un negocio que últimamente ha prosperado es el del duplicado de tarjetas de débito o crédito. Por ello en muchas ocasiones es mejor pagar en metálico. Si no lo hacemos, podemos decir, en el momento de entregar la tarjeta, que tenemos mucha prisa y que queremos que nos la devuelvan rápidamente. De todas formas, deberíamos llevar una lista con los gastos que hacemos con la tarjeta y así poder detectar rápidamente, con el extracto del banco, cualquier irregularidad.

▸ Los lavabos alejados del comedor pueden ser un lugar peligroso. Es mejor ir acompañado y, en caso de detectar cualquier irregularidad, volveremos rápidamente al comedor. Si fuera necesario, pediremos ayuda a los responsables de local.

▸ Los locales que cuentan con aparcacoches siempre son más valorados. De todas formas, dejar las llaves de nuestro vehículo a un desconocido no es una buena idea.

▸ Si podemos encontrar aparcamiento o hay un parking cercano, es mejor no emplear este servicio. En muchos locales son de plena confianza, sin embargo existen otros en los que se han dado casos de aparcacoches que hacían copias de las llaves para después robar el coche.

▸ A la hora de pagar, es mejor sacar los billetes más pequeños que tengamos.

▸ Mostrar grandes cantidades de dinero en público puede llamar la atención de los ladrones.

▸ Si hay una situación de emergencia en el establecimiento, se ha de conservar la calma y seguir las indicaciones de los encargados de seguridad.

▸ Si al salir del local vemos algún individuo sospechoso, volveremos a entrar, esperando que se vaya. Si no es así, informaremos a los encargados del local para que puedan avisar a la policía.

▸ No se deben dejar los objetos de valor en los abrigos que se dejan en los colgadores. Tampoco es un buen lugar para depositar el bolso. Lo mejor es ponerlo de tal manera que la silla impida que nos lo puedan robar en un despiste.

- Si hay cualquier situación de tensión (un cliente gritándole al camarero o actuando violentamente contra él, por citar un ejemplo), deberemos asegurar nuestras pertenencias antes de contemplar lo que está ocurriendo. En muchas ocasiones estas escenas están orquestadas por compinches de los ladrones, que tiene el objetivo de desviar la atención de los comensales y aprovechar para robarles.

04

TÉCNICAS DE AUTODEFENSA

Si después de seguir todos los trucos antes indicados nos encontramos ante una situación de peligro, tal vez podamos echar mano de algunas de las técnicas que ofrece la autodefensa. Todos estos trucos están basados en artes marciales, pero es muy diferente emplearlas para el ataque que para la defensa.

Cada disciplina propone movimientos específicos destinados, simplemente, a zafarse de un ataque o a desarmar al contrincante. Por eso, si nos interesa profundizar en el tema, deberemos acudir a una escuela y explicar que no pretendemos aprender las tácticas de competición sino las que son concretamente empleadas en la autodefensa. De todos modos, tenemos que ser extremadamente cuidadosos con este tipo de prácticas. Estamos acostumbrados a ver en el cine cómo los héroes imbatibles salen de todos sus apuros a base de llaves de artes marciales. La realidad no es una película y normalmente en una situación de este tipo resulta muy difícil, a no ser que se sea un gran experto, emplear estos conocimientos.

Las técnicas de autodefensa suelen ser muy recomendadas para casos particulares. Por ejemplo, cuando se ha recibido un ataque, la moral de la víctima queda por los suelos. En esos casos, un curso de autodefensa sirve para que se recupere la autoestima. Además, todas las artes marciales están basadas en mantener la calma y demostrar seguridad ante el enemigo. Ésa es una actitud muy positiva, tanto para reaccionar en una situación de peligro como para evitar posteriores daños psicológicos.

Las técnicas de autodefensa son, en definitiva, un ejercicio saludable para la salud, el bienestar físico e intelectual. Así mismo, sirven para solventar muchos problemas psicológicos. Se trata de un ejercicio completo que beneficia tanto al cuerpo como la mente.

CÓMO PRACTICARLAS

La disciplina es esencial en las técnicas de autodefensa. Por ello, una vez se empieza, es conveniente ponerse unos días a la semana: los que se puedan, ya sean dos o tres. Seguramente, cuanto más lo hagamos, más ganas tendremos de seguir practicándolas.

Si lo hacemos en casa, deberemos fijar un horario. No sirve decir «cuando tenga un momento», porque entre unas cosas y otras nunca acabaremos encontrando ese preciado tiempo.

Se ha de emplear ropa holgada y cómoda. Preferiblemente de algodón, que es transpirable y no provoca irritaciones en la piel. También se ha de tener una superficie en la que poder llevar a cabo los movimientos sin que se esté sufriendo por romper algún objeto. Muchos practicantes de estas técnicas recomiendan llevarlas a cabo en espacios abiertos: terrazas, terrados, parques públicos...

Es mucho más fácil motivarse si se practican con alguien. Además, es mucho más efectivo porque así uno se hace a la idea de cómo será la situación real en la que tendremos que hacer frente a un enemigo. Por ello, siempre es mejor tener un compañero. Casi todos los grandes practicantes de artes marciales tenían un contrincante y amigo con el que mejoraban sus trucos.

Es importante poner unos límites y tener en cuenta en todo momento que se trata de una especie de juego. No debemos, en ningún momento, dar rienda suelta a nuestros sentimientos de rabia o de agresividad. Precisamente las técnicas de autodefensa servirán para canalizar los sentimientos negativos y convertirlos en positivos.

LAS ARTES MARCIALES

Un arte marcial puede definirse como un sistema de técnicas y ejercicios físicos y mentales desarrollados como un medio eficaz de autodefensa, usando armas o con las manos desnudas. El origen de las artes marciales está sujeto a controversias, y hay muestras del empleo de técnicas de lucha en la mayoría de las culturas de la antigüedad, tanto orientales como occidentales, aunque el término se emplea en la actualidad para referirse casi siempre a las primeras (Japón, China, Tailandia, etc.).

Debemos tener en cuenta que las técnicas milenarias de las artes marciales no nos van a aportar todo lo que necesitemos para defendernos en nuestra época actual; sin embargo, aumentarán considerablemente nuestros conocimientos de defensa personal, y con ello nuestra capacidad de salir airosos de situaciones peligrosas. En resumen, no es la única solución, pero sí una de las más efectivas.

Además, hay que tener en cuenta la capacidad que nos brindan las artes marciales para desarrollarnos espiritualmente. Muchos sistemas de arte marcial en sus orígenes comenzaron con la intención de ser aplicados para el combate real, pero con el paso de los años dicho objetivo fue cambiando, para desarrollarse como medio a través del cual lograr obtener un mejor conocimiento de uno mismo y ser mejor persona. Es lo que muchos sistemas llaman «el camino» o «la búsqueda de la perfección». En la práctica, a niveles avanzados de un arte marcial, el enfoque no es únicamente la defensa personal sino cultivar el espíritu, lograr el equilibrio de mente, cuerpo y espíritu en sí.

Conocerse a uno mismo implica conocer nuestro propio carácter, y por tanto nuestra capacidad de causar daño a otros. Las artes marciales, pues, permiten desarrollar un conocimiento y control sobre ese aspecto de nuestra personalidad, permitiendo lograr un control sobre nuestras emociones valorando la vida y desarrollando la capacidad de controlarnos ante los desafíos.

Las artes marciales que se practican hoy en día no fueron fundadas por soldados profesionales ni policías, sino por individuos civiles cuyo acceso al uso de armamento estaba restringido. Eran personas que buscaron una manera de enfrentarse a los agresores y sus actos de violencia en la vida cotidiana, quienes por lo general eran gente sin preparación (delincuentes comunes), con un exceso de ego y deseos de destrucción, pero a la vez sin la experiencia de enfrentarse a un individuo entrenado en el combate sin armas, en el arte marcial.

Definitivamente es verdad que muchos sistemas de arte marcial tienen su origen en una combinación de lo militar y lo no militar o civil, tal como sucedió en la época de la dinastía Ching y en los templos budistas. Sin embargo, es importante ser conscientes de que nada tienen que ver en su origen las artes marciales con el personal de la milicia.

Una cuestión muy importante a considerar, si analizamos las situaciones reales de peleas en la calle, es el hecho de que en la mayoría de las ocasiones muchas terminan en cuestión de segundos. No se trata de una danza de respeto mutuo entre dos luchadores en un torneo, sino que generalmente queda victorioso aquel que se arma de decisión y sorprende al otro con su ataque anticipado. O, como se suele decir: «el que pega primero pega dos veces».

Entendamos pues, que la técnica, estilo o sistema no son tan importantes para la defensa personal como la estrategia, la táctica y el sentido común. Entrenar artes marciales y entrenar para la realidad de las calles no son cosas incompatibles, pero sí que son diferentes. Son distintas y complementarias a la vez, ya que el desarrollo espiritual que otorga la una junto con las herramientas de la otra van de la mano. No hay nada de irrespetuoso o impropio en usar un arma para enfrentarse a un agresor que se encuentra armado o en ser más sucio o mañoso que él, así como tampoco tiene nada de vergonzoso el decidir salir corriendo, más bien es inteligente. Más inteligente aún es evitar a toda costa un enfrentamiento violento y no caer en los juegos de nuestro propio orgullo o ego.

TIPOS DE ARTES MARCIALES

Las artes marciales generalmente se dividen en «suaves» y «duras», «internas» y «externas». Según esta división, aquellas que emplean movimientos circulares, la canalización de la fuerza del oponente y técnicas para desequilibrar al contrario (como tai chi, aikido o ninjutsu) se consideran «suaves», mientras que aquellas que usan bloqueos, golpes, patadas, etc. (como kárate, taekwondo, muay thai) se consideran «duras». «Internas» y «externas» son conceptos más subjetivos, con cierto paralelismo a «suaves» y «duras», y se suelen emplear refiriéndose a los estilos chinos.

LAS ARTES SUAVES

Aikido

Es un arte marcial creado por Morihei Ueshiba, que también representa una forma de vida y un método integral para el completo desarrollo físico y mental de una persona.

La palabra aikido viene de los caracteres japoneses ai, que significa armonizar o coordinar; ki, que habla de la energía vital, esa energía interna de cada uno y a la vez la energía del universo; y, finalmente, do, que significa camino, vía. Por tanto podríamos decir que el Aikido es el camino de la armonía con la energía interna y del universo.

El aikido consiste en una serie de técnicas de autodefensa que pueden ser utilizadas en contra de uno o varios atacantes, armados o no.

Estas técnicas se dividen en dos grupos diferentes: técnicas de control (katame waza), que buscan inmovilizar al atacante, desarmarlo y llevarlo al suelo neutralizando el ataque, y técnicas de proyección (nage waza), en las que se aprovecha el desequilibrio del agresor para proyectarlo por el aire. También se practican los ukemis, que son la forma correcta para caer y recibir las técnicas sin lastimarse.

Debido a que no se requiere una gran fortaleza física para aplicar la técnica, el aikido puede ser practicado por cualquier persona sin importar su condición física, edad o sexo. Puede ser practicado por niños, jóvenes, adultos y personas mayores, aportando grandes beneficios a todos.

Algunos de los beneficios que se pueden obtener del aikido son:

- Mejora en el rendimiento físico, debido a la gran cantidad de ejercicio cardiovascular de las clases.

- Postura correcta; la postura es algo muy importante en las técnicas del aikido, así que al entrenar diligentemente desaparecen las jorobas y otros vicios de la postura.

- Orden y disciplina.

- Aprender a tener un carácter relajado.

- Disminuir la agresividad.

- Mayor concentración.

- Desarrollo de los valores humanos.

- Respeto a los demás.

- Relajación, ya que ayuda a combatir el estrés.

El aikido tiene dos aspectos: el filosófico y el puramente técnico. En el primero imperan los conceptos metafísicos del Yin y el Yang. En el segundo, el aikido es un método de combate para enfrentarse a ataques de toda clase: secuestros, estrangulaciones, golpes de puño, patadas, ataques con cuchillo, con bastón o con sable. Es un sistema de autodefensa eficaz en el que no se utilizan las paradas ni los bloqueos. Se emplea exclusivamente la fuerza del contrario, en movimientos siempre circulares de gran elegancia, con empleo profuso del tai sabaki o esquiva y con técnicas que comprenden torsiones, inmovilizaciones, atemis y proyecciones, aparte del entrenamiento con sable y con bastón como complemento del arte.

Todas las técnicas tienen por objeto el desarrollo de una fuerza que no es muscular y que no utiliza jamás la contracción de los brazos ni de la espalda. Su espíritu se concentra en el centro de gravedad, algo más bajo que el ombligo, lo que le proporciona una potencia, un equilibrio y una estabilidad muy superiores a la fuerza muscular. Actúa sobre las articulaciones del adversario.

El aikido, en definitiva, demuestra que la energía física no se reduce a una simple cuestión de peso o de volumen corporal, sino que es el resultado de un correcto uso del equilibrio y del desequilibrio y de la aceptación del movimiento y la armonía.

Según su fundador, el aikido posee un secreto: ponerse en armonía con el movimiento del universo, a fin de ponerse de acuerdo con éste. Según él, al estar en simbiosis con el universo, por más rápido que sea un eventual agresor jamás puede vencer al agredido; el combate está terminado antes de que dé comienzo, puesto que el adversario, al atacar a quien es el universo, está rompiendo su armonía. En definitiva, estaría luchando contra sí mismo.

La práctica del aikido es completa y suficiente para conocer y apreciar los beneficios de la unificación de mente y cuerpo. Sin embargo, para progresar y asimilar lo aprendido es necesario poner a prueba nuestra capacidad de mantener la mente y el cuerpo unificados en situaciones más complejas, parecidas a las que se pueden dar en la vida cotidiana, donde en cada instante pueden surgir situaciones imprevistas, a las cuales es necesario hacer frente instantáneamente y con total lucidez.

En cierto modo, podríamos decir que es relativamente fácil estar en armonía en un lugar en que nadie y nada nos molesta. Pero la armonía realizada es verdadera, si somos capaces de manifestarla incluso en un lugar en donde estamos sometidos a estrés, como puede ser en la vida urbana o el ambiente laboral.

La naturaleza de las técnicas del aikido ayuda a resolver situaciones de conflicto de forma pacífica a través del principio de no colisión. Este principio nos enseña que la fuerza física y el tamaño o el peso de una persona son importantes siempre que un enfrentamiento se quede en el plano puramente físico. En este caso el más grande y fuerte tiene una mayor probabilidad de prevalecer. Pero si somos capaces de apartar los golpes de nuestra trayectoria, el oponente tendrá que vérselas con la fuerza que él mismo ha generado.

Sólo es posible evitar la colisión si estamos completamente relajados. En este caso siempre nos encontraremos en condiciones de hacer todo lo posible para evitar el conflicto. Si éste no se resuelve, se deben usar las técnicas no agresivas del aikido para controlar y que no avance la situación.

El método conocido como «aikido eficaz» se practica en forma de ataques realistas y defensas eficaces que enseñan a los practicantes, no sólo un camino marcial, sino también un excelente sistema de defensa personal, con posibilidades de disuadir a uno o varios agresores.

El aikido longueria ryu, creado por el maestro del mismo nombre, remarca la importancia en la ejecución de manera sincera, decidida y sobre todo realista de los ataques. En todas las etapas del entrenamiento se procura no lesionar ni golpear al compañero, pero la práctica seria de un arte marcial lleva consigo ese riesgo y quien se decide por tomar este camino debe ser consciente de ello. No por esta razón el aikido se vuelve violento o da la espalda a los principios filosóficos que lo sustentan. Al contrario, ya que lo difícil no es montar una coreografía con un atacante amigable y complaciente, sino redirigir un ataque que sin necesidad de ser violento sea decidido, aplicando diversas técnicas.

Por esta razón se puede apreciar durante la práctica del aikido longueira ryu que se entrenan golpes de puño (tsuki), golpes con codos (empi uchi, empi uke, etc.) y patadas (mae geri, mawashi geri, low kick, etc.) como parte habitual del mismo. La importancia de saber ejecutar un ataque es imprescindible, por la simple razón de que para aplicar las técnicas de aikido debemos aprovechar la propia fuerza del atacante. Si no hay un golpe sincero, en realidad no hay intención de ataque y por tanto sería innecesario aplicar una técnica, ya que no estaríamos en peligro de sufrir un daño. En este caso bastaría con efectuar un desplazamiento con el cuerpo (tai sabaki) y, en caso de defensa personal, aplicar un golpe (atemi).

El movimiento de las caderas es otro punto fundamental, gracias al cual se desarrolla la potencia al momento de aplicar las técnicas. Por tanto, principios como los desplazamientos cortos, ejecución de las técnicas de manera rápida y sin adornos, ataques sinceros, golpes a puntos vulnerables, observación de puntos débiles sobre los cuales nos pueden golpear o aplicar una contratécnica, son algunos de los fundamentos principales de este método de aikido.

Ninjutsu

El ninjutsu es un arte puro de defensa personal que está orientado a obtener la máxima eficacia con el mínimo esfuerzo ante cualquier situación. Por eso sus practicantes entrenan todas las distancias de confrontación, desde la larga distancia, donde el uso de puños y piernas es posible, hasta la distancia de contacto o cuerpo a cuerpo, donde puede ser más apropiado el uso de proyecciones, sin descuidar, por supuesto, el trabajo de suelo.

Además de su evidente practicidad, el ninjutsu proporciona unos beneficios físicos entre los que se encuentran la elasticidad, flexibilidad, potencia, fuerza, movilidad, coordinación, agilidad y resistencia. También aporta beneficios mentales, ya que incrementa la concentración, la estabilidad emocional y la confianza en uno mismo, favorece la distensión emotiva y nerviosa, canaliza la agresividad y forma el carácter.

Para practicarlo no se necesita ser fuerte, no importa si se es hombre o mujer, no es necesaria una condición física especial y no importa la constitución física de la persona.

Es un sistema abierto que parte de unas técnicas básicas que permiten la evolución del practicante hacia técnicas más complejas. Consta de atemis (golpes con diferentes partes del brazo y de la pierna), luxaciones, proyecciones, barridos, estrangulaciones, inmovilizaciones, controles, técnicas de conducción, etc.

El practicante es libre para escoger las técnicas que más se adapten a su constitución física o a sus preferencias personales y para incorporar a su repertorio técnico todo aquello que considere válido, siempre que se pueda utilizar dentro de los principios fundamentales del sistema. No quiere esto decir que sea un sistema ecléctico, sino simplemente que no limita a sus practicantes sobre las técnicas que debe usar.

La defensa se realiza sin armas, de forma proporcional al ataque sufrido, con el máximo respeto por la vida del adversario y el máximo control en la ejecución de las técnicas, aprovechando los principios de eficacia y siguiendo unos criterios lógicos que garanticen nuestra seguridad en el transcurso de la defensa.

El ninjutsu se estructura en seis grupos:

- La *técnica fundamental* agrupa a todos aquellos movimientos que el practicante, según su nivel, debe conocer. Dentro de este grupo el practicante aprende separadamente formas de saludo, posiciones, esquivas, defensas, atemis, luxaciones, barridos, proyecciones, inmovilizaciones, controles y estrangulaciones.

- El *kihon* es un conjunto de quince series de cuatro movimientos cada una, donde se trabajan de forma agrupada las técnicas fundamentales del sistema, de forma que el practicante va adquiriendo la soltura y la habilidad necesaria para realizar la aplicación práctica de las técnicas estudiadas en el primer grupo de forma estructurada y preestablecida.

- La *técnica de base* está formada por un conjunto de veinticuatro técnicas, agrupadas en tres grupos de ocho cada uno. Ante ocho posibles agarres de las manos, el practicante escapa de una forma predeterminada, defendiéndose con un atemi, con una luxación o con una proyección. Estas técnicas sirven como base para el desarrollo del sistema, pues en ellas se encuentran contenidos todos los principios básicos del mismo.

- La *técnica aplicada* consiste en el entrenamiento de la defensa ante situaciones de ataque por parte de uno o varios adversarios. Se entrenan todas las situaciones posibles: intentos de golpeo, agarres (por delante, por detrás y laterales), situaciones de cuerpo a cuerpo, defensa en el suelo, defensa contra armas (palo, cuchillo y pistola) y en general todas aquellas situaciones que se puedan dar, por inverosímiles que puedan parecer.

- El practicante aplica una serie de conceptos a la hora de efectuar la defensa que van destinados a preservar su integridad y a facilitar la ejecución de las técnicas a realizar. Así, prefiere, siempre que le sea posible, efectuar una esquiva o tai-sabaki ante el ataque del oponente, intentando además que esa esquiva sea por el exterior del ataque para quedar siempre en la posición más ventajosa. Procura preceder sus técnicas de un atemi llamado preparatorio, que sirva para «distraer», a veces de forma muy dolorosa, la atención del atacante y facilitar de este modo la ejecución de la defensa.

- Las katas tienen como misión principal preservar las técnicas a lo largo del tiempo. Existen tres katas básicas que se realizan en solitario, una kata de kihon, cinco katas fundamentales que se ejecutan con compañero y dos katas superiores que también se ejecutan por parejas y que son formas tradicionales del ninjutsu japonés.

- El randori o combate constituye el método ideal mediante el cual el practicante comprueba la efectividad de sus técnicas ante ataques imprevistos. Existen diferentes tipos de randori: a dos, a tres, en círculo y con armas.

En el randori a dos el practicante se enfrenta a un adversario, mientras que en el randori a tres los oponentes son dos. En el randori en círculo, cinco practicantes rodean a un sexto, que es atacado sin descanso por éstos. Normalmente dos de los atacantes van armados. En el randori con armas el practicante realiza defensas contra uno o dos adversarios, armados normalmente de palo y cuchillo.

ARTES DURAS

Kárate

Nació en Okinawa, al incorporarse el espíritu del zen a las técnicas de lucha que llegaron desde China. El objeto del kárate es diferente al de otras artes marciales: mientras que en la mayoría de ellas lo que se pretende es derrotar al mayor número de enemigos posible (hiriendo o matándolos: debe recordarse que el origen es absolutamente marcial), la práctica del kárate busca ante todo el dominio de las técnicas de autodefensa.

Por supuesto, defensa y ataque no pueden existir separadamente, por lo que para poder entrenar las técnicas defensivas más avanzadas es necesario practicar también técnicas ofensivas.

El kárate (que significa en japonés «mano vacía») es un arte marcial de autodefensa sin armas, en el que desde posiciones de equilibrio se dirigen o enfocan puñetazos o patadas acompañadas de respiraciones y gritos especiales. Más que un método de combate, el kárate hace hincapié en la autodisciplina, la actitud positiva y los propósitos de elevada moral.

El kárate es parecido al yudo, pero refuerza las técnicas de pegar golpes letales y puñetazos, más que las que consisten en luchar o derribar a un oponente. Los tres elementos de velocidad, fuerza y técnica son vitales para los expertos en kárate; también son requisitos importantes la alerta constante, un agudo sentido de la medida del tiempo y el factor sorpresa.

En esta disciplina se presta gran atención a los puntos más vulnerables del cuerpo humano que pueden ser atacados por medio de las manos, codos, rodillas o pies, como pueden ser la cara, el cuello, el plexo solar, la espina dorsal, las ingles, los riñones... Los golpes más usados son: manos cortantes o «manos cuchillo», puñetazos con los nudillos, golpes de aplastamiento, dedos punzantes, golpes de pie frontales, laterales, envolventes, saltando y pateos. La habilidad de un maestro de kárate (sensei) para partir una tabla o un ladrillo con un golpe de sus manos desnudas es proverbial.

En el kárate son importantes los ejercicios constantes para flexibilizar y endurecer los músculos del cuerpo. Los ejercicios de respiración profunda son también útiles porque la exhalación y los gritos repentinos acompañan los golpes directos y particularmente los finales, también llamados golpes mortales. Tales respiraciones y gritos ayudan en el ritmo de ataque del kárate, concentrando más fuerza en cada golpe o bloqueo y dando vigor psicológico a la persona mientras se desconcierta al oponente.

Las normas sobre la práctica del kárate son:

- Debe usarse como una forma de autodefensa y para proteger a tus parientes y seres queridos. Debería ser usado para mejorar tu salud y no debería usarse para intereses personales o para dañar deliberadamente a alguien.

▸ El propósito del kárate es entrenar al cuerpo humano para que sea tan duro como una roca y tan fuerte como el acero. Para desarrollar las manos y los pies éstos se usan como lanzas y flechas, y para desarrollar un espíritu fuerte y un corazón valeroso se deben efectuar prácticas continuas.

▸ El kárate no se aprende en un período corto de tiempo. Para entenderlo más completamente uno deberá practicar seriamente todos los días, por lo menos unos tres a cuatro años.

▸ En el kárate las manos y los pies deben ser entrenados en el makiwara (palo para aprender a pegar), golpeándolo entre cien y doscientas veces. Esta técnica puede ser ejecutada relajando los hombros, abriendo los pulmones (inhalando profundamente) sin levantar los hombros, reteniendo el aire con fuerza (aguantando la respiración suavemente), pisando fuertemente el suelo y llevando poco a poco tu energía constitutiva interna (ki, chi, fuerza de vida interna) en la parte más baja del abdomen (tanden).

▸ El kárate debería ser practicado con los movimientos propios de cada uno. El tronco tiene que estar siempre derecho y los hombros bajados, para poder desarrollar la fuerza en las piernas posicionando los pies firmemente sobre el suelo y liberando el ki por medio del tanden, mientras mantenemos conectadas las partes altas de nuestro cuerpo con las bajas a través de los movimientos que hacemos.

▸ Las técnicas de kárate deberían ser practicadas constantemente un gran número de veces. La correcta explicación de las técnicas a través de los ejercicios prácticos (bunkai) deberían ser aprendidas para luego ser aplicadas en circunstancias concretas.

▸ Los practicantes del kárate deberían decidir si el énfasis de éste se encuentra en la aptitud del entrenamiento físico o en el uso práctico del cuerpo.

Taekwondo

Es el arte coreano de defensa personal. Autodefensa y deporte constituyen hoy los dos aspectos prácticos que definen a este antiquísimo arte marcial. Su práctica regular proporciona un desarrollo notablemente armonioso así como una resistencia y agilidad máximas.

El taekwondo es el método de defensa con pies y manos, el arte de utilizar con la máxima eficacia cualquier parte del cuerpo capaz de servir como arma, sobre todo con las manos y los pies. Nada mejor que su nombre para definirlo: en coreano, tae es pie, kwon significa puño, y do equivale a camino, espíritu, método.

El hombre siempre ha tenido la necesidad de conservar su vida y de protegerse de animales salvajes y de otros adversarios. Para ello desarrolló técnicas de defensa con las manos desnudas y con armas sencillas.

Detrás de su apariencia externa y de su eficiencia física, el taekwondo es, sobre todo, una vía de perfeccionamiento para el espíritu. Los antiguos lo distinguían como el arte marcial del sabio, ya que el fin último del taekwondo busca la plenitud total del hombre: un cuerpo sano en armonía con un espíritu limpio y generoso.

Para aprender taekwondo no hay que iniciar nunca el ataque; se enseña a no golpear, a detener el pie o el puño a unos milímetros del contrario, a marcar, a contenerse, a ser dueño, en cada segundo, de uno mismo. Alcanzar al contrario es, más que un fallo, un deshonor; la cólera, un delito.

El taekwondo es un arte, ya que nunca se alcanza la meta. Por más rápido, elegante y fuerte que sea un movimiento, siempre se puede hacer mejor. Esto no debe desalentar a los practicantes, ya que se avanza de forma gradual.

El taekwondo es un arte marcial donde todos los movimientos se fundamentan en la fuerza centrífuga, es decir, un movimiento circular seguido por un golpe seco en línea recta. Anatómicamente los movimientos se basan en el giro natural de las palancas corporales para una correcta proyección de los golpes, como son: el pivoteo de pies, de la cintura y de los hombros.

- Los movimientos básicos del taekwondo:

El taekwondo aplica los principios de la teoría de Newton: inercia, aceleración y acción-reacción para cada una de las técnicas y movimientos.

Así mismo, cada una de éstas deberá ser ejecutada con las tres palancas del cuerpo: pies, cintura y hombros, para darle la velocidad, fuerza y precisión necesarios para un golpe contundente. A su vez, este golpe contundente es acompañado del grito «KIAP», el cual intimida, desconcierta al agresor y tensa los músculos del abdomen para poder estar listos frente a un posible ataque.

- La cruz: Se practica para poder hacer todos los movimientos en un espacio reducido, ser capaces de defendernos desde cualquier ángulo y aprender a desplazarnos en las cuatro direcciones básicas con estabilidad, soltura y velocidad.

- El combate a tres pasos: Es la técnica de defensa y ataque de dos personas (el que ataca y el que defiende). Se practica para medir la distancia adecuada entre las dos personas y lograr una posición adecuada de los pies y las manos en las diferentes técnicas.

- Las patadas: El taekwondo es conocido por sus técnicas de patadas, ya que las piernas son consideradas como armas poderosas en el ataque y en la defensa. Al ejecutar estas técnicas se enfatiza una postura fuerte y balanceada. El talón de la pierna que soporta el cuerpo debe mantenerse en contacto con el piso y la rodilla ligeramente flexionada. Se debe evitar doblar el cuerpo al patear, ya que esto debilita el impacto de la técnica.

Los principales tipos de patadas son:

- Ap chagui (patada alta al frente): Hay que flexionar ligeramente la rodilla de la pierna que sostiene el peso del cuerpo. Entonces se procede a levantar la rodilla de la pierna que patea lo mas alto que sea posible, manteniendo el cuerpo erguido. La patada se ejecuta en un movimiento rápido golpeando con la bola del pie o con el empeine. Entonces se retorna la pierna que patea a la posición inicial con la rodilla flexionada. El movimiento se realiza de una manera fluida y continua y termina en una postura sólida sin dejar de mantener la guardia.

- Dolio chagui: Para empezar, es preciso levantar la rodilla al lado del cuerpo. Mientras, la pierna que sostiene el peso del cuerpo se dobla ligeramente. Se procede entonces a patear en un movimiento circular rápido pivotando el pie que sostiene el cuerpo y manteniendo la rodilla paralela al piso. Meter la cadera y los glúteos es importante para que la técnica sea efectiva. También hay que tener en cuenta que el pie que sostiene el cuerpo pivota entre 170-180 grados.

Para realizar la famosa técnica de respiración del taekwondo hay que inhalar haciendo un movimiento con los brazos. Desde el abdomen se abren los brazos hacia arriba con las manos hacia arriba, y entonces se exhala el aire bajando las manos hacia la posición de inicio.

Kung fu

Bajo este nombre genérico se engloban multitud de artes marciales chinas, «suaves», «duras», «externas» e «internas». Incluye agarres, golpes, ataques a los centros nerviosos y entrenamiento de muchas armas. Está basado en la filosofía taoísta (y en menor proporción en la budista). A pesar de que el término kung fu es comúnmente usado hoy en día para denominar todas las artes marciales chinas, la terminología correcta es de hecho wushu.

Dicen que el kung fu fue fundado por los monjes del Templo Shaolin de la provincia china de Honana durante la dinastía Qi, aproximadamente en el año 500 a. C. Esos monjes luchadores perfeccionaron las técnicas de las artes marciales, en las cuales empleaban todas las formas posibles de usar las manos, los pies y el cuerpo para enfrentarse a los invasores y proteger el templo.

Movimientos erráticos, flexibilidad, dinamismo y combinaciones manuales variadas caracterizan el sistema de las artes marciales Shaolin del norte. Todo ello le convierte en uno de los estilos más completos y eficaces para la salud y autodefensa, ya que presenta más de ciento cincuenta movimientos individuales, cada uno de los cuales tiene una aplicación práctica en la autodefensa.

Imitando los estilos de lucha y posiciones de feroces e inteligentes animales tradicionales, el kung fu originariamente se dividió en cinco estilos mayores: tigre, serpiente, pantera, garza y dragón.

Cada animal personifica una gama particular de estrategias. Se supone que un luchador completo debe estar familiarizado con todos los animales, para así estar bien equipado y elegir las estrategias apropiadas a cada situación. Al mismo tiempo, tradicionalmente los monjes se especializaban en el estilo que fuera más adecuado a su físico y carácter.

Cada uno de los cinco animales clásicos corresponde a un aspecto particular de entrenamiento, y cada uno encarna una estrategia a seguir.

- Tigre: Fortalece los huesos. Se basa en ataques frontales, agresividad y fuerza.

- Leopardo: Entrena buscando la fuerza muscular. Es más preciso que el tigre. Se basa en una gran fuerza de cintura. El leopardo emplea muchas técnicas de aplastamiento y golpes internos con las manos. Se coloca siempre a poca distancia del rival para atacar.

- Grulla blanca: Entrena la flexibilidad. Prefiere trabajar a distancia del oponente y en los ángulos fuera de la línea de sus ataques. Requiere gran flexibilidad para ejecutar sus técnicas de ataque y evasión.

La grulla tiene un equilibrio excelente y es muy buena para arruinar el equilibrio de los demás. Tiene alas fuertes y las usa con frecuencia y efectividad.

- Dragón: Entrena el temple. Usa técnicas simples y básicas con una estrategia desafiante de movimientos complementarios a los del oponente (cuando él avanza, yo retrocedo; cuando él retrocede, yo avanzo). Prefiere los movimientos en zigzag. El dragón tiene varios movimientos ondulantes, envolventes y giros.

- Serpiente: Entrena el chi (energía interna). La serpiente busca los puntos vitales. Los ojos y la garganta suelen ser sus objetivos más usuales.

Los animales «no clásicos» están más relacionados con técnicas y estrategias particulares y no tanto con una visión globalizada del combate. No obstante, incluyen algunos sistemas muy agudos de lucha.

- Mantis religiosa: Es un estilo muy famoso desarrollado en el siglo XVII por un luchador llamado Wang Lang. Al parecer lo creó específicamente para derrotar a los monjes del Templo Shaolin. Se llama así debido a que la victoria de una mantis sobre una cigarra mucho más grande que ella inspiró a Wang Lang a estudiar sus movimientos. Los monjes, según una pauta de conducta que se repitió muchas veces en la historia, adoptaron el estilo resultante dentro del conjunto de estilos del templo. La mantis religiosa es una combinación de un conjunto de desvíos sofisticados, de movimientos de contras y de agarres, junto con el estilo de trabajo del pie del mono. La estrategia fundamental de la mantis religiosa es esperar pacientemente a que haya una apertura (con frecuencia en la forma de un ataque) para trabar los brazos del oponente con una técnica de agarre y golpear en áreas blandas y en centros nerviosos.

- Pájaro Shaolin: El planteamiento estratégico es que el oponente es más grande y más fuerte. El artista del pájaro lo compensa saltando para lanzar una ráfaga de golpes y volviendo a saltar hacia atrás fuera de distancia, o provocando al oponente para que ataque y esquivarle mientras se golpea.

El estilo del pájaro se basa en cambios rápidos entre ataques y posiciones altas y bajas, cambios repentinos de dirección, saltos de larga distancia para cubrir terreno rápidamente y en una resistencia física bien desarrollada. Las formas del pájaro enfatizan los codazos y golpes de dedo a objetivos blandos.

▸ Mono: Es un estilo avanzado que demanda mucho de sus practicantes. Al igual que el estilo del pájaro Shaolin, asume que el oponente es más grande y más fuerte y lo compensa haciendo difícil que se alcance o agarre al practicante. El artista mono salta, rueda, se sacude y escala para evitar a su atacante. Ataca desde ángulos extraños y contorsiona su cuerpo para golpear cuando el oponente se cree a salvo.

Un luchador mono, si se encuentra enfrente de un oponente al que le gusten las embestidas y las posiciones fuertes, podría esquivar la embestida, trepar sobre la rodilla del atacante para golpear con el codo en su cabeza, para entonces saltar rodando y escapar así del contraataque. Los artistas mono golpean con los reversos de los antebrazos, con los codos y con patadas de gancho y patadas de simio (como una patada de látigo frontal pero girada hacia adentro para golpear como una circular y con la pierna girada en la dirección contraria). Los artistas mono gustan de provocar a sus oponentes para que inicien acciones temerarias y aprovecharse luego de su imprudencia.

▸ Garra de águila: Se basa en técnicas de agarre, de presa, de torsión y de llaves muy potentes para inmovilizar o castigar al atacante. Los artistas de la garra de águila se esfuerzan en desarrollar sus «garras» para facilitar la aplicación de dolorosas presas y de pinzamientos en nervios. También se emplean palancas y la manipulación de articulaciones para derrotar al oponente.

Hay muchos más estilos Shaolin, no hemos hecho más que sugerir la variedad de estilos animales que existen y explicar los más importantes.

El wing chun

Entre las formas existentes de kung fu está el wing chun, un sistema de defensa personal que demanda poca energía y enseña a atacar al enemigo en sus puntos débiles, por lo que se le considera ideal para la mayoría de las mujeres.

Esta forma de autodefensa enfatiza en la técnica y la sensitividad más que en el uso de la fuerza.

Su nombre quiere decir literalmente «hermosa primavera», y cuenta la leyenda sobre su origen que fue creado hace aproximadamente 400 años por una mujer de nombre Yim Wing Chun, a partir del kung fu Shaolin del templo de Fukien en el sur de China, que aprendió directamente de una monja llamada Ng Mui.

Este estilo Shaolin que aprendió ponía especial énfasis en las técnicas duras y fuertes y en posiciones bajas, principalmente la de montar a caballo o mapo. Ya que originalmente estaba diseñado para hombres, tuvo que modificarlo de forma que pudiera ser utilizado por cualquier persona sin importar la condición física que se tenga.

Así se origina la teoría de la línea central, de las cuatro esquinas, el codo inamovible y que la distancia más corta entre dos puntos es la línea recta, creando un estilo simple y directo pero sumamente efectivo.

El wing chun pone principal énfasis en la corta distancia, especializándose en técnicas directas de puño y patadas bajas (por debajo de la cintura), teniendo como gran característica el bloqueo y ataque simultáneo.

Es completamente diferente a otros estilos de artes marciales, porque se basa en la economía de movimientos, lo que elimina la necesidad de usar fuerza bruta. Todas las técnicas son directas y prácticas, puesto que están basadas en movimientos naturales del cuerpo. Ello hace que sea fácil de aprender y pueda ser utilizado instantáneamente.

En este sistema no existen patadas voladoras y espectaculares o bloqueos duros. El movimiento más espectacular del estilo es el «one-inch punch», que se realiza a muy corta distancia y en un parpadeo de ojos. Este golpe evidencia el remarcado poder del chi en wing chun, ya que el oponente puede salir disparado a más de tres metros de distancia después de recibir este golpe.

Sus principios técnicos son:

- La línea recta: La principal característica del wing chun y justamente lo que más lo diferencia de los demás estilos de kung fu es que sus técnicas recorren principalmente una trayectoria rectilínea, cuando los otros estilos lo hacen de forma circular. Esto se basa en que la trayectoria más corta entre dos puntos es la línea recta, haciendo de esta manera que las técnicas sean lo más económicas posible. Debemos tener en cuenta que la economía de movimientos es un factor fundamental a la hora de conseguir mayor velocidad.

‣ La línea central: Este principio se refiere a que la mayoría de los puntos vitales se encuentran en la línea que va desde la parte superior de nuestra cabeza hasta los genitales, dividiendo nuestro cuerpo por la mitad. El wing chun siempre busca cubrir esta línea para evitar ser atacado en cualquiera de esos puntos vitales.

‣ El codo inmóvil: Se refiere a que el codo de nuestro brazo adelantado debe permanecer enfrente del cuerpo lo más cercano a la línea central que sea posible. Esto nos permitirá mantener cubiertos nuestros puntos vitales. La idea es que para realizar cualquier movimiento defensivo el codo no se mueva, sino que lo hagan el antebrazo y la mano. Esto se aplica únicamente para los movimientos defensivos, ya que para golpear es evidente que debemos extender el brazo; pero aun cuando lo hacemos el codo debe mantenerse lo más cerca posible de la línea central.

‣ Defensa y ataque simultáneos: Es necesario defender y contraatacar en un solo movimiento y no cometer el error de defender primero y luego atacar.

Yudo

Es sin lugar a dudas una de las artes marciales más conocidas en el mundo entero. Fue de las primeras en llegar a Occidente y de las que han tenido una aceptación más masiva. De hecho, cuando alguien piensa en las artes marciales, inmediatamente las asocia con el yudo o con el kárate.

Podríamos dedicar un libro entero a la práctica del yudo y aun así, seguramente, nos quedarían muchos aspectos por vislumbrar. Por ello, en este libro nos hemos querido fijar en las técnicas concretas de este deporte que se dedican exclusivamente a la autodefensa. El yudo como competición, como exhibición o como ataque no será tratado. Nos interesa profundizar en los trucos que este ejercicio aplica en la autodefensa. De hecho, la mayoría de las disciplinas de autodefensa le han copiado sus movimientos más famosos al yudo.

Como todas las artes marciales, el yudo tiene una bonita leyenda que entronca con su historia. Sin embargo, esta doctrina, tal como hoy la conocemos, inició su andadura en 1882. Fue Jigoro Kano el que inauguró la primera escuela en Tokio con tan sólo nueve alumnos. Los defensores del ju jitsu clásico se burlaban de esta iniciativa y los yudocas no eran bien vistos. De todas formas, en 1886 la escuela de yudo contaba ya con más de cien alumnos. En una competición que tuvo lugar ese mismo año, los practicantes de yudo derrotaron a los de ju jitsu, demostrando que había llegado el momento de renovar ese antiguo arte marcial. En 1919, el yudo era deporte escolar obligatorio. A la muerte del maestro Kano en 1938, la continuidad de su doctrina ya estaba asegurada: en Japón había 100.000 cinturones negros y más de un millón de practicantes.

Movimientos de autodefensa:

El yudo de competición es una forma de exhibición de técnicas dentro de unas reglas concretas de pelea. Sin embargo, existen también técnicas específicas para la autodefensa que se diferencian de la doctrina clásica. La autodefensa permite un abanico más amplio de respuestas, aunque para que se consideren yudo, todas tienen que seguir la filosofía de este arte marcial. A continuación se explican los movimientos más típicos que se emplean en la autodefensa.

- El tai sabaki: con este término se denomina el control del cuerpo mediante movimientos giratorios que deben ser rápidos y fluidos y que en ningún momento deben poner en peligro el equilibrio. Principalmente se emplea para esquivar las agresiones de un contrario y consiste en girar el cuerpo apoyando un pie, que actúa como eje de la circunferencia que permite desplazarse hacia la izquierda, la derecha, adelante o atrás. Dentro de esta técnica destaca sin tai, que son todos los desplazamientos cuyo objetivo es cubrir o mantener la distancia. El no soku es el sistema que enseña a desplazarse y esquivar con prontitud, eficacia y equilibrio.

- El go-no-sen (el contraataque de la iniciativa) es un movimiento que sirve para que la energía del contrario vaya en su propia contra. El sen-no-sen (iniciativa contra iniciativa) es uno de los pocos movimientos que no se puede considerar estrictamente defensivo. Se trata de lanzar un ataque cuando se intuye que el contrario va a hacerlo y de este modo adelantarse a sus intenciones. Para poder ejecutarlo es necesario tener gran intuición y observar y analizar detenidamente al adversario. El tai-no-sen sigue más o menos la misma línea que el anterior, aunque es un poco más lento. Cuando el contrincante inicia el ataque, el practicante desencadena una reacción al mismo tiempo. Ataque y respuesta son simultáneos en este caso.

- La distancia (ma ai): Normalmente, el yudo guarda una distancia muy corta entre los dos contrincantes. Es la llamada tchika ma (distancia corta) que se emplea en el combate cuerpo o a cuerpo. En cambio, cuando las técnicas de yudo se aplican a la defensa, la distancia ha de ser corta o larga. Nosotros no buscamos atacar, sino repeler la agresión. Por ello, el contrincante tendrá que hacer un esfuerzo para llegar hasta nosotros. Y mientras lo hace, nos dará tiempo para planificar la mejor manera de rehuir su ataque.

- La mirada (metsuke): En las técnicas de ataque se prioriza el sentido del tacto para repeler el ataque. Sin embargo, en la autodefensa, la vista es el sentido principal que se debe potenciar. Gracias a una observación detenida, se puede detectar la presencia de otros agresores, la posibilidad de una vía de escape o la existencia de algún objeto que pueda emplearse para la defensa. Por otra parte, la mirada es sumamente importante para mostrar tranquilidad y seguridad en uno mismo. Algunos maestros del judo, como Mataemon, recomiendan: «Considera los ojos del enemigo como si fueran las ventanas de su mente y aprende a ver lo que intenta hacer antes de que lo haga mirándolo en sus ojos.» Todos los maestros coinciden en que un buen yudoca ha de ser capaz de fijar su mirada en los ojos del adversario, sin dejar de observar el resto de la acción y sin perder ni un detalle de lo que ocurre alrededor. Un error habitual es fijar la mirada en el lugar donde se va a golpear. De esa forma, el contrincante descubrirá nuestras intenciones y podrá repeler rápidamente el ataque.

- La respiración (ibuki): La mayoría de las técnicas orientales abogan por una respiración concreta a la hora de emprender un ataque. El yudo plantea respiraciones concretas para la autodefensa. Cuando se da una situación de tensión, como se ha visto en capítulos anteriores, el cuerpo demanda mayor oxígeno. Por ello, debe aprovecharse la inspiración para planificar el movimiento y la espiración para llevarlo a cabo. Se debe mantener una respiración baja, profunda y relajada, que es la que induce a un estado de calma y la que sirve para que el agresor no note nuestro nerviosismo. La respiración, en definitiva, juega un doble papel. Por una parte, sirve para dominar las reacciones que de forma incontrolada pueden producir una reacción inconsciente. Por otra parte, la respiración pausada muestra un estado de ánimo de tranquilidad y confianza en uno mismo, que suele intimidar a nivel inconsciente al agresor.

- El grito (ki ai): Este grito proviene del bajo vientre, donde se concentra toda la energía física y mental del individuo. Viene a ser una espiración completa y rápida y es una especie de autoexaltación que libera la energía almacenada en el organismo. Además, el grito intimida al contrincante y le deja sin respuesta durante breves instantes.

- Las técnicas (waza): La autodefensa es muy diferente que la competición. Evidentemente, no existen reglas claras, como ocurre en campeonato. La improvisación se impone y se puede emplear cualquier técnica que esté a nuestro alcance para repeler el ataque y garantizar la supervivencia. Sin embargo, sólo aquellas que sigan las técnicas antes descritas y aboguen por la serenidad y la flexibilidad se encontrarán dentro de la disciplina del yudo.

Street combat

Pese a que su nombre parece abogar por el combate callejero, se trata justamente de lo contrario. Esta técnica sirve para que sus practicantes puedan defenderse de los ataques y de las situaciones de peligro que pueden encontrarse en la calle. Su finalidad no es atacar, sino desarmar al oponente con técnicas que no sean letales. No se permite alcanzar zonas vitales, tan sólo rehuir el ataque y someter al adversario.

Muchas fuerzas de seguridad de diferentes países se entrenan en esta técnica para reducir a los detenidos. Además el street combat no enseña tan sólo técnicas físicas, sino que también brinda todo tipo de prácticas psicológicas que sirven para la prevención y la defensa.

El street combat es una actualización urbana de las artes marciales filipinas mundialmente conocidas. A lo largo de la historia, los filipinos han destacado por sus artes marciales, en las que combinaban el uso de cuchillos y bastones. Durante la posguerra, la situación el Filipinas no era especialmente halagüeña. Muchos eran los maleantes que paseaban por las calles sembrando el terror. Fue entonces cuando los grandes maestros de las artes marciales decidieron poner remedio a aquella vorágine de violencia. Estaba claro que el combate directo sólo generaba más violencia, por lo que se tenían que encontrar alternativas. Y esas alternativas pasaban por reducir a los criminales y poderlos llevar a la cárcel. Así empezó esta técnica defensiva.

Muchos maestros de esta técnica emigraron a California o a Hawai. Desde allí siguieron practicando el street combat y lo hicieron famoso en el mundo entero. Seguramente, ésta es la técnica más pacífica a la vez que una de las más efectivas para sentirse verdaderamente defendido ante un ataque.

- Las técnicas

En el street combat se ensaya un amplio abanico de técnicas para el desarme y la reducción de los agresores. Se practica, por ejemplo, la defensa de un ataque con arma blanca. Para zafarse de un ataque de estas características se puede empelar un objeto contundente, un bastón extensible o simplemente un diario enrollado o prensado.

El secreto está precisamente en emplear cualquier objeto que podamos encontrar en la calle.

Pero sin lugar a dudas, los practicantes de street combat encontrarán gran ayuda en la preparación psicológica que brinda este deporte. Se suelen hacer dramatizaciones de agresiones. En ese momento, se ejercita la capacidad del alumno de hacer frente a una situación de riesgo, se evalúan sus respuestas y las consecuencias de cada acción que realiza.

De esta forma, se optimiza la respuesta defensiva y se ejercita el autocontrol, evitando el bloqueo que suele surgir ante una situación de peligro.

Muchas academias emplean material real: testimonios y entrevistas a personas que han sufrido un ataque, por ejemplo. De esta forma, se puede conocer de primera mano cómo se siente una persona sometida a una situación violenta no deseada.

También se ha de tener en cuenta que es una técnica en constante evolución. Los estudiantes de street combat analizan los actos delictivos que se producen diariamente para conocer las nuevas técnicas que emplean los delincuentes y descubrir la mejor forma de combatirlas en cada momento.

El krav maga

El krav maga (que significa en idioma hebreo «combate cuerpo a cuerpo») es el sistema oficial de combate y defensa personal usado por las fuerzas de defensa de Israel (I.D.F), policía israelí y servicios secretos. Posteriormente ha sido adaptado a las necesidades civiles y puede aprenderse en centros como gimnasios y academias de defensa.

Su creador, Imi Lichtenfeld, nació en 1910 y fue criado y educado en Bratislava, hoy capital de Eslovaquia. De su padre, Samuel, un oficial de policía instructor de defensa personal, aprendió gran parte de las técnicas y tácticas para la lucha callejera que serían más tarde incorporadas al sistema. Además, Lichtenfeld estudió las reacciones intuitivas de las personas en las distintas situaciones de ataque y, desarrollando sus movimientos naturales, creó el krav maga.

El krav maga no es otro de los estilos de las artes marciales, compuesto por movimientos tradicionales y sofisticados, y no tiene formas ni combinaciones de técnicas preestablecidas como en los sistemas tradicionales. Es un método moderno que se caracteriza por emplear el camino lógico, más fácil y natural, empleando para la defensa movimientos simples y naturales del cuerpo humano. Esto hace que sus alumnos asuman un nivel elevado de eficacia en un período relativamente corto de instrucción. Sus técnicas son rápidas y contundentes.

La naturaleza letal del krav maga simula las situaciones que suceden en la vida real. Enseña a salvar la vida y salir ileso de actuaciones violentas en la calle. Para ser efectivo, no puede incluir reglas ni limitaciones; todo vale para defenderse y repeler una agresión.

Principios básicos del krav maga

- Su objetivo básico es la defensa personal, así como evitar ser lesionado.

- Sus técnicas se utilizan como una extensión de los reflejos naturales del cuerpo. Por eso se emplean movimientos naturales.

- Para defenderse y contraatacar hay que emplear la forma más sencilla y directa posible.

- La respuesta a la agresión debe ser adecuada a las circunstancias del ataque, evitando una lesión innecesaria.

- Hay que emplear cualquier elemento o instrumento disponible en las cercanías para la defensa.

- No hay reglas. El practicante de krav maga no está limitado por reglas y empleará para la defensa cualquier recurso (incluso gritar, escupir, fingir pánico...).

El Krav Maga está dividido en dos partes principales: defensa personal y combate cuerpo a cuerpo.

- Como defensa personal: Éste es el fundamento del krav maga. Los estudiantes aprenden a defenderse frente a situaciones hostiles, a evitar ataques y a librase rápidamente de su asaltante. Se tratan métodos de defensa contra una amplia y variada gama de actos agresivos, como puñetazos, patadas, estrangulaciones, agarres, así como defensas contra varios atacantes y contra agresores que vayan armados con armas blancas y de fuego u objetos contundentes.

Gran parte del aprendizaje se basa en cómo evitar situaciones violentas y de peligro. El krav maga parte de la base de que si la persona atacada puede evitar la situación, debe alejarse, o de que si se puede solucionar una confrontación hablando, debe hacerse. No se pretende crear héroes, sino conseguir salir airoso de un conflicto.

Para la defensa se utilizan todo tipo de técnicas a mano vacía, empleando puños, codos, patadas, rodillas, mordiscos, cabezazos, así como cualquier utensilio que pueda servir como arma. Se pretende dejar reducido al oponente con la mayor rapidez posible y sin darle oportunidad para volver a atacar.

Las clases que se imparten de krav maga imitan las múltiples situaciones y circunstancias adversas que se pueden producir, tales como encontrarse en la oscuridad o influido por un estrés o cansancio extremo. Los entrenamientos pretenden lograr el máximo realismo posible, incluso varias veces al mes suelen practicarse en plena calle.

- Como combate cuerpo a cuerpo: Éste constituye una fase más avanzada del krav maga que enseña cómo neutralizar a un oponente rápida y efectivamente. Engloba elementos relacionados con la concepción actual del combate: tácticas, fintas, combinaciones poderosas de diferentes ataques, aspectos psicológicos del combate, y aprender a usar los elementos que rodean al practicante de krav maga en un lugar concreto para buscar su ventaja.

Además, como un aspecto común a estas dos facetas que se han expuesto, el krav maga incorpora un método especial de entrenamiento, no sólo en el desarrollo físico del estudiante sino también en su disciplina mental para fortalecer el espíritu y desarrollar la habilidad de actuar en confrontaciones violentas con un elevado nivel de estrés.

La gama de las patadas del krav maga incluye la circular, frontal, de talón de pie, lateral, hacia atrás, tanto de la perspectiva defensiva como ofensiva. Tiene también a su disposición una serie completa de técnicas aplicadas con los puños: el directo, el gancho, el puño-cuchillo («uppercut») y el puño-martillo. Todas éstas son posibles en combinaciones y ritmos innumerables. La utilización de los golpes con la rodilla y con el codo está igualmente aceptado.

Además de estos dos tipos básicos de defensa, hay que considerar que, debido a su orígenes, en el krav maga se pone especial énfasis en las técnicas contra ataques armados. Es importante resaltar que todas las técnicas del krav maga han sido probadas en situaciones de la vida real y perfeccionadas de acuerdo a ello.

El cuchillo es una de las armas más empleadas en las agresiones que se pueden sufrir en la calle, y por eso este sistema tiene unas técnicas específicas para defenderse de los ataques efectuados con esta arma.

- La defensa contra un ataque de cuchillo:

En el entrenamiento de técnicas de defensa contra cuchillo deberán tenerse en cuenta una serie de premisas que serán comunes a las diferentes situaciones que se puedan presentar.

Como decíamos antes, si es posible la confrontación deberá evitarse. Pero este principio no deberá tenerse en cuenta, obviamente, en los profesionales de la seguridad, que trabajan para defender a otras personas o bienes.

Al defenderse contra un atacante que porta un cuchillo, siempre que sea posible es importante mantener una distancia segura. Esto obligará al atacante a tener que avanzar un espacio considerable para alcanzar su objetivo, dando entonces tiempo para ejecutar las acciones de defensa o para coger un objeto cercano y usarlo como arma: objetos como una silla, un palo, una piedra...

Si se dispone de tiempo suficiente, hay que observar el modo en que el agresor sujeta el cuchillo, viendo así el tipo de ataque que podría efectuar. Así tendremos tiempo de pensar, de acuerdo con esto, las técnicas de autodefensa que debemos utilizar. Hay que tener en cuenta que la pierna es más fuerte y tiene mayor alcance que el brazo, por lo que a menudo es preferible defenderse con patadas desde la distancia adecuada para ejecutarlas, sirviendo esta distancia también de margen de seguridad.

Uno de los principios básicos de las técnicas de krav maga es la ejecución del contraataque de forma simultánea a la defensa, evitando de esta forma un segundo ataque. En el mismo momento en que el defensor bloquea con su antebrazo el ataque con cuchillo desde abajo, descarga un puñetazo contra la cara del atacante, que deberá golpear alguna de las partes débiles de la cara. Cuando se utiliza una defensa con la mano contra un ataque de cuchillo, el contraataque deberá ejecutarse a la máxima velocidad, y es recomendable asir la mano que sostiene el cuchillo, evitando de esa forma que el atacante la use de nuevo. La mayoría de las veces el agresor estará dispuesto a atacar una segunda vez en el caso de que falle la primera y a repetir el ataque tantas veces sea posible.

No obstante, no siempre será posible la ejecución simultánea de la defensa y el contraataque, ya sea porque el atacante sea muy sorpresivo o repentino, o porque el defensor esté despistado o confiado. En este caso habrá que responder únicamente con una defensa, tras la cual hay que evitar con rapidez el segundo ataque y contraatacar tan fuerte y rápido como sea posible, controlando en todo momento la mano que sujeta el cuchillo.

En un enfrentamiento contra alguien con intenciones de agredir no siempre se aprecia desde el primer momento que porta un cuchillo, y muchas veces el agresor se esfuerza en ocultarlo.

En ocasiones la primera sensación cuando se sufre un ataque punzante con cuchillo es igual que un golpe con el puño, y posteriormente es cuando se aprecian las consecuencias del ataque con arma blanca. Para evitar eso hay que prestar especial atención a las manos del atacante y controlar si lleva algún tipo de arma blanca, y seguidamente hay que intentar apreciar cuál puede ser la dirección del ataque.

Cómo actuar cuando se ha sufrido un apuñalamiento:

- Tal como han aumentado los riesgos callejeros hoy en día, no resulta extraño que aunque alguien esté muy bien entrenado en las artes del krav maga o en otro estilo de defensa personal o arte marcial, sea víctima de un apuñalamiento.

Normalmente en un principio no se nota que el cuchillo ha entrado en el cuerpo. La sensación es como la de un puñetazo normal y el dolor puede ser el mismo. Si el atacante remueve el cuchillo se puede ocasionar un daño y una hemorragia mayor. Pero en el caso de que pueda sacar el cuchillo de tu cuerpo seguramente intentará atacarte otra vez. Por eso, el objetivo básico en ese momento es evitar una lesión mayor. Hay que reaccionar rápidamente, alejándose unos metros del atacante para coger distancia de seguridad y huir de la escena o prepararse para atacar o defender nuevamente.

Sobre todo, nunca debemos rendirnos ni perder el espíritu de lucha, puesto que la primera puñalada no es el fin. Una persona bien entrenada, incluso tras ser apuñalada una vez, puede desarrollar las técnicas de defensa y ataque. Lo importante es hacer todo lo posible para sobrevivir sin perder el ánimo combativo.

Otro aspecto a tener en cuenta es que si tienes un cuchillo o algún elemento punzante y clavado en el cuerpo, no debes tratar de removerlo y sacarlo sin tener en cuenta que al hacer eso se puede agravar la hemorragia interna. En ocasiones el arma clavada actúa como tapón del flujo de sangre.

La capoeira

Como ya se ha comentado en el apartado de estar en forma, la capoeira es un óptimo ejercicio para la autodefensa. Este baile que practicaban los esclavos brasileños para solucionar sus disputas, imita un combate.

Su práctica continuada sirve para conseguir gran elasticidad. Además, requiere un gran nivel de coordinación con el adversario, por lo que es muy útil para moverse correctamente en un momento de crisis.

La capoeira es un ejercicio que puede practicarse con alta o con baja intensidad, por lo que es adecuado paracualquier edad y condición física. Además, al ser un baile, resulta una forma poco agresiva para entrar en el mundo de la autodefensa. Se trata, pues, de un ejercicio ideal, de un baile entretenido y de una técnica que en un momento crítico puede salvarnos la vida.

Los practicantes de la capoeira viven el baile como un combate, pero se dejan llevar por la música. Por ello, el ejercicio se vuelve agradable y es muy fácil no aburrirse y abandonar su práctica. De hecho, la mayoría de artes marciales tienen ese handicap: si no nos distraemos con el ejercicio acabamos abandonándolo. Es lo mismo que suele ocurrir cuando alguien se apunta a un gimnasio: al principio todo son buenos propósitos, pero a medida que pasa el tiempo la pereza nos vence y cualquier excusa es buena para «hacer campana». En cambio, la capoeira, al tener un componente lúdico es ideal para aquellos que no estén muy motivados o que tengan poca disciplina. Normalmente, los practicantes de capoeira suelen montar coreografías que luego representan al final del curso. Ése también puede ser un buen acicate para no abandonar el curso.

La capoeira se ha extendido rápidamente por todo el mundo. En los últimos años se ha puesto de moda y en casi todas las ciudades se pueden encontrar cursos. Algunos gimnasios la han incorporado a las actividades que ofrecen a sus socios.

Los expertos creen que se ha de buscar un buen maestro (preferiblemente brasileño, ya que este país es la cuna del baile) y confiar en sus enseñanzas. La capoeira no tiene una filosofía tan profunda detrás como algunas artes marciales. Eso hace que mucha gente pueda acercarse a ella desde una visión lúdica, sin tener que comprender su filosofía, como ocurre en las artes marciales orientales.

Se ha de tener en cuenta que en comparación con estas técnicas (las orientales), la capoeira es un arte marcial relativamente joven. Los maestros brasileños se encargaron de difundirla y hay quien asegura que ya venía de las tribus africanas, pero su historia es escasa. De hecho, el auge que ha tenido en los últimos tiempos es el que ha hecho que se vaya configurando su técnica.

Se cree que en un principio la capoeira incluía el combate con cuchillos, navajas y porras. Los practicantes los empleaban tanto con las manos como con los pies. Sin embargo, con la prohibición de las peleas entre esclavos se dejaron de emplear las armas. También se cree que la capoeira está rodeada de secretismo. Muchos maestros no revelan sus mejores trucos a sus alumnos hasta que éstos llevan mucho tiempo iniciados en este método.

- Las reglas de la capoeira:

La capoeira que empleaba armas blancas fue prohibida hace siglos y en la actualidad sólo existen rumores de que algunos grupos minoritarios y secretos siguen practicándola. El objetivo es evitar el golpe del adversario. No se pretende herir, en ningún caso, al contrario. Es un juego de sorprender. El practicante de capoeira busca siempre los puntos débiles del rival para hacerle perder el equilibrio, nunca para lastimarle. El contacto físico puede producirse de forma casual, pero ésa no es la forma habitual de realizarla. El juego termina cuando uno de los dos cae al suelo.

Por ello, este baile y arte marcial es básico para la autodefensa. Como ya se ha señalado, la autodefensa en muy pocas ocasiones servirá para atacar al agresor. Eso nos podría exponer a una situación todavía más peligrosa. En cambio, resulta muy eficaz para defendernos de un ataque. Los especialistas en capoeira aseguran que pueden llegar a rehuir una agresión con arma blanca.

De todas formas, y como se verá en el siguiente apartado, la capoeira es muy efectiva para prepararnos para una situación de peligro. Es cierto que practicarla no será nunca como padecer una situación de peligro real, pero el cuerpo aprende una serie de autodefensas que pueden ayudarnos en caso de que las cosas se pongan feas.

▸ La capoeira como autodefensa

Varios puntos hacen que este deporte sea muy recomendable para defendernos de una situación de tensión. A continuación se relatarán las razones más importantes.

▸ Ritmo Ijexá. La capoeira se practica siempre con música. Se emplean tambores y el berimbao, un instrumento creado especialmente para la práctica de este baile. El ritmo de los tambores se parece mucho al de nuestro corazón en una situación de tensión. Es una forma de manifestar externamente la inquietud interna. Pero la melodía conduce al practicante a un estado de calma, que permite el estudio, análisis y reflexión de los movimientos que se han de llevar a cabo. Ésta es la postura que tendríamos que adoptar en un momento de tensión. Ser conscientes de nuestro ritmo cardiaco (así como lo somos de la música) y aprovechar esa energía interna para tomar la mejor decisión posible. Dicen que el ritmo de la capoeira aumenta el rendimiento, por lo que el cuerpo se acostumbra en una circunstancia concreta a estar al máximo de energía sin dejar de lado la reflexión.

▸ La capoeira es un juego de interacción con el contrincante, en el que la lucha está escondida. El buen practicante de capoeira no es el que más pasos sabe, sino el que mejor se adapta al rival en cada momento. Eso, en la autodefensa, nos procura una gran ventaja. Estamos pendientes de los movimientos del otro y esperamos el momento adecuado para realizar nuestro desplazamiento. Es cierto que en la mayoría de las artes marciales existe también esa táctica, pero se aborda desde un punto de vista agresivo. Se busca el momento en el que poder vencer al contrincante. En cambio, la capoeira, al no ser violenta, busca evitar la violencia. El que gana no es el más violento, sino el que ha sabido «torear» con más sabiduría a su adversario.

▸ Para conseguir pillar desprevenido al contrario es indispensable analizar sus intenciones y adelantarse a sus acciones. Por ello, la capoeira es un ejercicio de eterna vigilancia que requiere calma y relajación. Todas esas virtudes han hecho que se empleara en terapia para personas con problemas, por ejemplo, de atención. Está comprobado que es un ejercicio que mejora el rendimiento intelectual y las condiciones psicológicas. Propicia lo que lo expertos han bautizado como «estado de alerta en relajamiento». Ésta es una virtud básica para la autodefensa de cualquier tipo. Según explican los teóricos de esta práctica: «la calma es la virtud de los fuertes».

▸ El cuerpo aprende, con el tiempo, que ese estado es el que mejor le servirá para repeler cualquier agresión. Ese sentimiento procura una sensación de autoconfianza en uno mismo. El cuerpo reacciona de forma casi inconsciente ante una situación de peligro, ya sea real o ficticia. Pero resulta un automatismo en el que siempre reacciona decidiendo lo mejor que se puede hacer de cada caso.

▸ Los movimientos

Las posturas que enseña la capoeira están, principalmente destinadas a evitar el ataque del contrario. En este sentido, se aprenden los movimientos circulares o esféricos que son los que pueden hacer tambalear al enemigo. Los orientales consideran que los movimientos circulares son los más perfectos y los que consiguen desarmar más eficazmente a cualquier enemigo. A continuación repasaremos los principales movimientos de esta danza y arte marcial:

- Los dislocamientos: Deben ser circulares o esféricos, girando en torno del centro de gravedad del enemigo. Así, se consigue escapar de su ataque contorneando su flanco en busca de un punto débil.

- Las esquivas descendientes crean movimientos apoyados en el suelo. De esta forma estamos más seguros y también podemos alcanzar las partes más bajas y vulnerables de nuestro enemigo. Éste en muchas ocasiones, al verse de pie, no supone que tenemos, en realidad, una situación de fuerza.

- Movimientos circulares: Como se ha comentado, son la base de la capoeira. Éstos permiten la esquiva, es decir, escapar del ataque del adversario. Es sumamente útil en caso de ataque, puesto que no se da la espalda al contrario ni se aleja hacia atrás, porque dificultaría enormemente un contraataque.

- La ginga: Durante el gingado se ha de conseguir una relajación de todo el cuerpo que en permanente movimiento debe encontrarse listo para la esquiva, el ataque, el contraataque o la fuga. Se debe proteger los puntos flacos y debe observar al contrincante para saber sus intenciones. Suelen hacerse tentativas de ataques y contraataques que sirven para mantener la viveza mental.

05

ANEXO
OTROS MÉTODOS DE DEFENSA

Destacamos seguidamente, a modo de colofón, una serie de elementos que nos puede resultar de gran ayuda en nuestra autodefensa. Para algunos de ellos, como es el caso de los perros, lo normal será recurrir a un establecimiento especializado en su adiestramiento; de todas formas no debemos descartar la posiblidad de contar con un perro como elemento disuasorio, puesto que su simple ladrido nos advierte de que algo está pasando y puede servir de freno a intrusos e indeseables.

LOS PERROS GUARDIANES

El perro no sólo es el mejor amigo del hombre, sino también un excelente guardián de su vida y posesiones. A lo largo de la Historia los canes han cumplido diversas funciones en beneficio de sus dueños: han sido utilizados como guías, para el pastoreo, salvamento o protección. Cuando el animal ayuda a conservar la integridad física de una o varias personas podemos considerar que se transforma en un arma, uno más de los mecanismos de defensa de que podemos disponer. Eso sí, hay que tener en cuenta una lección que surgió en Lechernich, Alemania, donde fue fundada en el siglo XIX la primera escuela de perros para la guerra: la utilidad de los canes depende de su afinidad con el dueño.

Un poco de historia

Desde tiempos ancestrales los perros han sido utilizados para la autodefensa y la destrucción del enemigo. En las ruinas de la antigua Pompeya aún puede leerse: «Cave canem», la famosa frase que nos advierte de que tengamos cuidado con el can.

En el siglo VII a.C., una serie de vasijas egipcias ilustran cómo los perros servían para cazar otros animales con los que se alimentaba a las tropas. Estos animales también han formado parte de los ejércitos de grandes conquistadores como Atila o Alejandro Magno, que en ocasiones los equipaban con cuchillas y púas alrededor del cuello. Así podían cortar las patas de los caballos al correr entre las filas enemigas.

En la conquista de México y Perú, los españoles utilizaron perros para combatir a las tribus aborígenes.

Pero no fue hasta el siglo XIX cuando se creó la primera escuela de perros con fines militares, que se bautizó como Lechernich por el nombre de la ciudad donde fue fundada. Los animales ayudaban al ejército prusiano en la orientación de las tropas, el transporte de equipos de primeros auxilios en el campo de batalla y el envío de mensajes a través de las filas enemigas.

Actualmente, los perros se adiestran teniendo en cuenta factores como su raza y resistencia. Los conocidos como K-9 son de gran ayuda en la detección de drogas, explosivos y minas antipersonales, así como para perseguir y atacar a los ladrones. En los atentados que tuvieron lugar el 11 de septiembre del 2001, los K-9 llegaron a salvar la vida de algunos invidentes dentro de las Torres Gemelas y fueron de gran importancia para ubicar la localización de los supervivientes.

Cómo deben ser los perros guardianes

En principio, todas las razas de perros pueden ser sometidas a entrenamiento para servir como guardianes. Resulta fundamental que se trate de ejemplares obedientes y equilibrados. De todos modos, los expertos opinan que lo más conveniente es seleccionar a animales de razas cuyas características estén especialmente indicadas para dedicarse a esta tarea.

Los perros que se utilizan para proteger la vida y las propiedades de sus amos tienen que someterse a un entrenamiento que les enseñe a obedecer y a corregir sus posibles malos hábitos de conducta, además de las consiguientes tácticas especializadas en ataque y defensa.

Un perro de guardia debe poseer una serie de características: tener un carácter combativo, una buena mordida, la capacidad de mantener a la presa y poder herir al agresor si es necesario. Tiene que ser valiente, no temer ni a las personas agresivas o armadas ni a los disparos.

Además, un buen perro guardián no puede cambiar de bando; es decir, no dejarse influenciar por nadie ni por lo que le ofrezcan (esto es, debe ser fiel a su amo y totalmente obediente). Nunca debe descuidar el territorio que se le ha asignado que proteja y tiene que expulsar a cuanta persona intrusa intente entrar en él.

El primer test de carácter fue creado por los criadores de pastores alemanes. Se llama Test de Schutzhund, una palabra formada por dos vocablos germanos: schutz y hund, que significan respectivamente «protección» y «perro». Este test sirve para medir las actitudes físicas y psicológicas de los canes y su potencial como animales de guardia. Fue desarrollado por los criadores para obtener un perro capaz de convivir con un núcleo familiar y protegerlo.

Los entrenadores deben tener siempre en cuenta que la raza no determina la funcionalidad del perro. Los ejemplares idóneos para ejercer de guardianes son los que desde cachorros muestran que tienen aptitudes para llevar a cabo esta tarea. Se trata de animales que de forma innata se valen de sus sentidos y desarrollan a partir de éstos las destrezas que necesitan para seguir a su presa. Este instinto debe desarrollarse mediante el entrenamiento para obtener un ejemplar de primera.

El proceso de entrenamiento de un perro guardián se inicia cuando el animal ya ha cumplido un año y ha demostrado que es obediente y no tiene una tendencia a morder. El trabajo puede durar hasta dos años y lo que se busca es potenciar las cualidades de depredador del animal. Así se descubre si éste puede utilizarse como animal de servicio o como guardián.

Entre las razas que funcionan como guardianes se encuentran los rottweiler y los pitbull, pero las más recomendadas son los pastores alemanes y los doberman.

El origen del pastor alemán se remonta a la segunda mitad del siglo XIX, cuando empezaron a seleccionarse a los perros que protegían los rebaños de ovejas. A estos animales se les considera especialmente inteligentes, además de fiables y obedientes. Sus cualidades les hacen especialmente capacitados para actuar como perros lazarillos, de aduanas, rastreadores y vigilantes. Es fundamental conocer que los canes de esta raza necesitan tener una misión o tarea que hacer para desarrollar al máximo sus aptitudes innatas.

En lo que respecta a los doberman, son una raza de perro alemán de servicio. Se dice que Karl Doberman, recaudador de impuestos germano y criador de perros, fundó en el año 1860 un criadero destinado a obtener un animal guardián hermoso y feroz que le sirviera para sus transportes de dinero. En contra de la creencia popular, el doberman es un animal manso, pero que tiene una agresividad natural que le permite cumplir funciones de guardia. Además, cuenta con un vivo temperamento y excelente olfato.

LAS ARMAS DE FOGUEO

Teniendo en cuenta la peligrosidad que las armas de fuego implican, muchas son las personas que optan por las de fogueo para defenderse. Con ellas no nos arriesgaremos a sufrir las consecuencias de un mal uso de la pistola: disparos accidentales, la posibilidad de que el ladrón o agresor se adueñe de ella en una pelea o el hecho de que otro miembro de la familia, como nuestros hijos, puedan llevársela al colegio o jugar con ella (con el peligro que eso representa).

Por ello, quienes quieran sentirse seguros teniendo un arma en su poder, pueden elegir entre el variado muestrario de pistolas detonadoras de fogueo que se encuentran en las armerías.

Las armas de fogueo, igualmente conocidas como pistolas «de alarma», resultan prácticamente iguales a las de fuego en lo que respecta a sus características de manejo, peso, apariencia y funcionamiento. Se consiguen, por tanto, unas imitaciones perfectas, tanto en pistola semiautomática como en revólver. Pero la diferencia básica entre ellas radica en que su diseño no permite el disparo de cartuchos con proyectil. La detonación de las armas de fogueo, sin embargo, es tan real como la que puede escucharse en cualquier galería de tiro profesional.

Muchas de estas armas han sido concebidas desde su origen para disparar munición de fogueo, por lo que no pueden efectuar disparos de munición convencional. Se fabrican en general con materiales no resistentes, como plásticos y aleaciones, sin recámaras apropiadas, con cañones débiles y sin estrías; características todas ellas que las imposibilitan para disparar munición.

Sin embargo, gracias al auge de la venta de este tipo de armas, prestigiosos fabricantes han sacado al mercado modelos de fogueo. Por ejemplo, en las armerías se puede conseguir una Walther PPK como la de James Bond o una réplica de la Beretta 92, el arma reglamentaria en el ejército de Estados Unidos.

También existe una gran variedad de pistolas de bolsillo, de apenas un palmo de tamaño, cuyo manejo las hace ideales para ser transportadas en un simple bolso de mano.

Dado su gran parecido con las armas de fuego, muchos países exigen que las de fogueo lleven algún tipo de distintivo que permita diferenciar las unas de las otras. En Italia, por ejemplo, se les coloca una visible obturación de color rojo en la punta del cañón. En Canadá, conforme con su Código Criminal, las réplicas de armas de fuego, a excepción de las históricas, están prohibidas, un criterio muy similar al que existe en Japón.

En la práctica, son muchos los taxistas, comerciantes y profesionales de todo tipo que llevan consigo o tienen en casa esta clase de armas, ante las que, en caso de atraco, pocos son los que se paran a pensar si son o no de fogueo.

ARMAS BLANCAS

Este tipo de armas constituye otra forma de defenderse sin tener que recurrir a las pistolas u otras armas peligrosas. Se consideran como tales aquellos instrumentos punzantes, cortantes, portátiles, elaborados, fabricados y que pudieran ser utilizados con el fin de atentar contra la integridad física de las personas. Además de éstos, existe una gran variedad de objetos que podemos utilizar como tal y que podemos tener a nuestro alcance con suma facilidad. En general, bajo el concepto de arma blanca se agrupa una gran variedad de instrumentos que tienen forma aplanada y estructura variada, que poseen uno o más bordes cortantes y cuya extremidad puede ser puntiaguda o roma.

Las principales armas blancas son las similares o derivadas de los cuchillos. Hoy en día la cuchillería participa de una parte de nuestras actividades cotidianas: los utilizamos para comer, preparar la comida, etc. Sin embargo, en los siglos pasados sirvieron también como herramienta de múltiples oficios y fueron armas consideradas muy valiosas. Esto nos permite comprender por qué hay tantas variedades de cuchillos; por ejemplo: la daga, la navaja, la espada, el puñal, la bayoneta, la pica, el chuzo, la tijera, el cortaplumas... Este último es una especie de navaja pequeña con la que se cortaban las plumas de ave y que modernamente tiene otros usos. También se denomina así en ocasiones a la navaja de bolsillo. El cortaplumas es una de las consideradas armas blancas, como las que expondremos a continuación.

El cuchillo

Es una de las herramientas más antiguas y que menos modificaciones ha sufrido a lo largo de su historia. Lo que sí ha cambiado son los materiales con que se fabrica, ya que desde el simple trozo de sílex hasta los últimos cuchillos con hoja de cerámica muchos han sido los avances. Sus primeros materiales de elaboración fueron el cobre y el bronce, a los que siguieron el hierro y el acero, hasta llegar a los últimos modelos de carbono y cerámica. Todas las culturas han manejado esta herramienta de una u otra forma, y en nuestros días se ha convertido tanto en un arma de ataque como de defensa.

El cuchillo es un elemento a tener en cuenta como instrumento si somos agredidos, especialmente en nuestro propio hogar, donde podemos llevar hasta el intruso a la cocina y coger el de mayor tamaño que tengamos. Es fundamental empuñarlo con fuerza y de manera amenazadora, ya que si el atacante nota que temblamos o no estamos seguros de decidirnos a utilizarlo podrá hacerse con él con mayor facilidad. Hay que demostrar gran entereza y dar la impresión de que somos capaces de herir al contrincante para que sirva de objeto disuasorio.

La navaja

Es una especie de cuchillo que apareció a finales del siglo XVI. En aquella época la pobreza y mendicidad eran una de las principales lacras de la sociedad, y la violencia callejera se producía a diario. La población necesitaba defenderse y la navaja fue la mejor arma que desarrollaron.

Hoy en día la navaja es un arma blanca de autodefensa accesible y asequible, que ha cobrado especial importancia sobre todo en el caso de que se produzca un ataque callejero. Si decidimos adquirir una y utilizarla como instrumento de defensa es preferible que nos hagamos con una de tipo retráctil, ya que es más rápida y efectiva si nos sorprende un agresor.

Como navaja automática se define toda a aquella que tiene un sistema de apertura mecánico que mediante palancas y muelles permiten la salida de la hoja, ya sea de modo frontal o lateral (algunas han sido modificadas para que se lance la hoja frontalmente).

Igualmente peligrosas, y totalmente legales a todos los efectos, son las nuevas navajas de fácil apertura, ya que con una sola mano y desde un bolsillo amplio se pueden sacar y estar listas para la acción.

Al igual que el cuchillo, es necesario demostrar fuerza y decisión para intimidar al oponente, y también es importante manejarla en posición frontal. Si la cogemos como si fuera un cuchillo, con la hoja hacia abajo, tendremos que utilizar más fuerza y su efectividad se verá reducida.

El estilete

Es una navaja que tiene una hoja delgada y muy larga, diseñada de forma que pueda penetrar con facilidad y que cuenta con pocas utilidades más, ya que no posee apenas filo para cortar o utilizar para otros menesteres.

A efectos de querer producir una lesión letal, el estilete sería la herramienta más indicada, puesto que intimidará fácilmente a un posible agresor. Es un arma contundente y peligrosa, ya que la pequeña incisión que produce es muy difícil de detectar y subsanar, produciendo una seria hemorragia interna que puede desangrar a una persona en pocos minutos.

El machete

Dicen los expertos que sin un buen acero no hay machete que valga la pena; por tanto, debemos adquirir uno de buena calidad para que nos sea útil en caso de sufrir un ataque por sorpresa.

También es importante la forma de la herramienta, ya que machetear es una tarea pesada, y si la herramienta no ayuda no se puede lograr mucha efectividad. La hoja debe estar diseñada de modo que sea lo más liviana posible pero que, una vez puesta en movimiento, adquiera la energía suficiente como para penetrar hondo en el agresor si acaba resultando imprescindible.

La longitud del machete debe estar de acuerdo con la estatura de la persona: hay quienes prefieren el modelo corto, que sin embargo requiere emplear una mayor fuerza en el golpe. Lo más importante, de todas formas, es que la empuñadura sea cómoda y permita asir la herramienta con total firmeza.

La daga

Esta arma blanca se caracteriza por tener una hoja con doble filo, punta aguda y guardapuño. Las hojas generalmente provienen de bayonetas, sables y espadas. Su nombre proviene del arma blanca utilizada desde la antigüedad en distintas regiones de Europa, aunque sólo ha heredado de ella algunas de sus características, como su punta muy aguda y su doble filo. La daga es corta y recta y tiene casi un palmo de longitud, con una empuñadura de ocho centímetros.

La katana

La katana es una espada larga japonesa (daito), aunque la palabra es usada genéricamente para englobar a todas las espadas en Japón. En concreto, se trata de una espada de único filo, curvada y tradicionalmente utilizada por los samurais. La vaina de la katana es denominada saya.

La katana es utilizada principalmente para cortar y se la considera frecuentemente como una guillotina de mano. Se desenvaina llevando el filo hacia arriba y se la puede blandir con una o dos manos (siendo esta última modalidad la más común). Aunque la manera de utilizar la espada según su propósito original ha quedado en la actualidad casi obsoleta, al arte de blandir la katana se le denomina iaido.

Alrededor de las espadas japonesas han surgido muchos mitos. El más conocido es que las espadas se pliegan un inmenso número de veces, obteniendo propiedades mágicas.

ARMAS IMPROVISADAS

Hasta ahora hemos visto las principales armas blancas. La finalidad de su creación y fabricación las distingue de otros instrumentos que, sin tener sus cualidades y características, pueden ser utilizadas como tales. Son las que podrían denominarse como «armas improvisadas», esto es, aquellas que sirven como tal en función del uso que les damos.

Es posible defenderse, e incluso matar a un hombre sólo con las manos desnudas, pero afortunadamente pocas personas son lo bastante hábiles como para saber hacerlo. Sin embargo, si alguien nos agrede, podemos valernos de una serie de objetos que tengamos a mano, ya sea un martillo, un hacha, una llave inglesa, un destornillador, un atizador, una silla, un cuchillo de cocina, el pie de una lámpara o cualquier cosa dura, pesada y que esté a nuestro alcance. La necesidad aguza el ingenio, y son muchos los instrumentos de la casa que se pueden convertir en armas de autodefensa.

Si la agresión o intento de atraco se produce en la calle, también podemos contar, si logramos no perder los nervios y mantener el control de la situación, con una serie de elementos urbanos. Una botella abandonada en el suelo, un bote de basura o un periódico (al que convertiremos en arma si le prendemos fuego con el encendedor) nos servirán para que el malhechor emprenda la huida.

OTROS ELEMENTOS DE DISUASIÓN: LOS SPRAYS DE AUTODEFENSA

Uno de los productos de protección personal más conocidos son los denominados sprays o aerosoles de autodefensa, popularmente denominados «sprays antiviolación». Se trata de unos botes parecidos a los que contienen pinturas para hacer «graffitis» o a los desodorantes, de los que sale a presión un chorro de gas CS que irrita los ojos y las vías respiratorias del agresor y lo deja momentáneamente fuera de combate. Los sprays homologados son de tamaño reducido y tienen un seguro para evitar descargas accidentales. Llevan en la parte superior un pulverizador que funciona al presionar el botón pulsador y que a la vez está protegido contra la presión accidental por una tapa de seguridad que permite un empleo rápido y seguro.

El agente activo CS está alojado en el interior del bote, en forma de solución con un disolvente y gas vector (propano), que no dañan la capa de ozono.

La forma de usarlo es apuntar el spray hacia los ojos del agresor (tienen un alcance efectivo de hasta cuatro metros). La particular composición de estos aerosoles hace que la sustancia química que desprenden quede impregnada en el rostro del agresor.

Los efectos que causa son:

- Irritación de ojos.
- Irritación de piel y mucosas con sensación de quemazón.
- Lagrimeo, conjuntivitis, queratitis.
- Tos, dificultad respiratoria.
- Sensación de opresión torácica.
- Narcosis.
- Reacción de pánico.
- Sensación de mareo.
- Náuseas, vómitos.

Mediante los sprays se consigue defenderse sin necesidad de aplicar la violencia y, lo que es más importante, sin causar daños permanentes después de los primeros treinta minutos, ya que el extracto químico va remitiendo poco a poco, sin dejar rastro ni efectos secundarios de ningún tipo.

Estos sprays se venden exclusivamente en armerías y solamente a los mayores de dieciocho años.

Quien los ha utilizado alguna vez no duda en hablar de su efectividad. No en vano, cuerpos de seguridad como la Gendarmería francesa incluyen en su equipo antidisturbios este tipo de sprays. También forma parte de la equipación de los funcionarios de prisiones de diversos países.

Entre sus ventajas se encuentran:

- La capacidad de acometer blancos específicos.
- Produce un efecto inmediato sobre el adversario.
- No produce efectos secundarios.
- No es explosivo ni tampoco inflamable a temperaturas entre 30 °C y +50 °C.
- Lanza la pulverización a una distancia entre cuatro y cinco metros con un ángulo de entre ocho y diez grados.
- Capacidad instantánea de inhabilitar al agresor.
- Tamaño de bolsillo.
- Capacidad de disparar entre seis y ocho emisiones de gas CS.

LOS DESCARGADORES ELÉCTRICOS

Son un instrumento de gran ayuda y fácil uso. Y es que, pese a sus reducidas dimensiones (no más grandes que el mando a distancia de un televisor), son capaces de descargar sobre el agresor una corriente eléctrica de hasta 120.000 voltios.

Esta descarga produce un bloqueo total del sistema nervioso del atacante que, en ocasiones, llega a producir la pérdida del conocimiento. Para que esto suceda, únicamente es necesario que sus dos polos entren en contacto con el cuerpo y, en ese momento, se apriete el botón. Hay modelos que lanzan unos cables hacia el agresor y logran el mismo efecto.

Los descargadores se alimentan por medio de una sencilla pila de nueve voltios. Lo que produce su gran sacudida eléctrica son una serie de condensadores que llevan en su interior y que multiplican el voltaje.

CHALECOS ANTIBALAS

Si vivimos, trabajamos o nos encontramos temporalmente en lugares especialmente peligrosos, o en el caso de que nuestra profesión conlleve grandes riesgos para nuestra seguridad personal, los chalecos antibalas son un seguro de vida ante contingencias imprevistas.

Debido a la función de salvaguardia que cumplen, los chalecos antibalas deben ser de la mejor calidad posible. Tienen que estar diseñados especialmente para cumplir su función, la de impedir que las balas y proyectiles que pudieran alcanzar al portador no infrinjan en él daño alguno. Por ello hay que asegurarse de que se adquiere un producto realmente fiable, que cuente con unos márgenes de trauma por bala realmente bajos y se convierta entonces en un elemento cómodo, funcional y fiable.

El material del que está compuesto es esencialmente kevlar, un polímero que comenzó a tener usos industriales hace cuarenta años. Con él se pueden elaborar pequeñas capas de fibra, muy ligeras y maleables, que sirven de base para la confección de los chalecos antibalas.

La protección que brinda una prenda hecha de kevlar se fundamenta en el principio según el cual toda bala o proyectil hace daño no sólo por su forma y por el material del que está hecho, sino esencialmente por la energía que le imprime la detonación del cartucho. Esta energía cinética puede ser dispersada cuando el proyectil choca con la fibra de kevlar, sin que penetre o trasponga esta barrera.

Algunos chalecos pueden estar reforzados con placas de metal o cerámica, tanto en la parte anterior como en la posterior. Es importante que la cobertura de estas prendas incluya también los costados. Los últimos modelos incluyen incluso versiones que se adaptan a los bustos femeninos.

Se puede complementar la protección del chaleco añadiendo paneles anticuchillo dentro de la misma funda del chaleco, que pueden ponerse o quitarse según necesidades. Estos paneles anticuchillo son eficaces también contra agujas hipodérmicas.

LA PROTECCIÓN DE LA VOZ

Hoy en día es muy difícil asegurar la confidencialidad de las comunicaciones debido a la tremenda facilidad que existe para, por ejemplo, pinchar una línea telefónica.

Contra estas premisas podemos adquirir equipos de secrafonía. Existe una amplia gama de productos para detectar cuando nos están grabando o escuchando y una serie de contramedidas, como la gama de encriptadores que codifican el mensaje de manera que, aunque alguien esté escuchando la línea telefónica, no pueda entender ni una palabra.

Existen equipos de secrafonía para teléfonos convencionales, digitales, móviles, fax y módem; en definitiva, para cualquier aparato transmisor.

Las diferentes claves de seguridad o algoritmos logran que la conversación mantenida a través de cualquiera de estos secráfonos sea completamente privada y confidencial.

También cabe la posibilidad de que nos interese que nos entiendan pero que no puedan reconocer nuestra voz. En este caso también existe una amplia gama de cambiadores y distorsionadores de voz, dotados de técnicas capaces de transformar la voz de un adulto en la de un niño, o incluso la de una mujer en la de un hombre, etc.

TELÉFONOS ESPÍA

Los teléfonos espía tienen la apariencia externa e inocente de un teléfono móvil normal, pero cuentan con una serie de características particulares.

Gracias a estos aparatos podemos enterarnos de si nuestros socios planean alguna acción a nuestras espaldas, si alguien planea secuestrarnos o atracarnos... Permiten escuchar conversaciones telefónicas sin tener que estar presentes y sin que los interlocutores perciban que están siendo escuchados.

Un teléfono espía sirve, además, para escuchar una conversación que se está produciendo en un lugar concreto con solo llamar al número de uno de los interlocutores, y sin que éste se dé cuenta de que está siendo escuchado.

EQUIPOS DE SEGUIMIENTO Y LOCALIZACIÓN

Uno de los mayores problemas a los que nos podemos enfrentar es el secuestro y la extorsión. Cada vez se dan más casos en todas partes del mundo, y no siempre se trata de grupos profesionales, sino de supuestos amigos o vecinos que pueden ser en realidad el peor de nuestros enemigos.

En tiendas especializadas en objetos de protección y espionaje o en diversas direcciones de Internet se pueden encontrar aparatos cuya tecnología permite seguir y localizar objetos como maletines, relojes o coches, entre otras cosas.

Gracias a las redes digitales vía satélite se pueden localizar estos objetos en un alcance que cubra desde unos pocos kilómetros hasta distancias inimaginables.

En cuanto a los sistemas antisecuestro de personas existen unos microtransmisores especiales que se activan en caso de emergencia y que permiten en cuestión de minutos localizar con una precisión de 30 cm a la persona que se busque.

CÁMARAS DE VIGILANCIA

Las cámaras de seguridad y vigilancia cumplen una función de extrema importancia en los planes de seguridad de cualquier empresa. Además, el servicio de vigilancia que pueden prestar a nivel doméstico las convierten en un elemento a tener en cuenta en la planificación de la seguridad privada. Una cámara de vigilancia es un elemento disuasorio para posibles ladrones, lo que complementa sus funciones originales, incorporando a su vertiente de seguridad activa por videovigilancia un elemento de seguridad pasiva, ya que su presencia puede evitar peligrosos incidentes inesperados.

MICROCÁMARAS ESPÍA

Las microcámaras espía de seguridad permiten realizar una perfecta vigilancia de seguridad del lugar que se elija, evitando al mismo tiempo que nadie se dé cuenta de que está siendo vigilado.

La alta calidad de las microcámaras que ofrece el mercado permite una alta resolución de imagen, lo que se traduce en un mayor grado de seguridad del área vigilada. Una microcámara presenta ventajas sustanciales respecto a las cámaras de videovigilancia y seguridad convencionales, puesto que permiten conocer lo que sucede dentro de una zona de actuación sin que las personas que se encuentran en ella sean conscientes de la existencia de la microcámara.

AUDÍFONOS INVISIBLES

Los audífonos invisibles (comúnmente conocidos como pinganillos), cumplen una función esencial para los profesionales de la seguridad, a los que conviene parecer invisibles en muchos casos o pasar inadvertidos, así como a profesionales de otros muchos campos. Los kits de audífonos invisibles que se pueden adquirir en las tiendas anteriormente citadas disponen de funciones que los hacen totalmente adaptables a la recepción de emisiones a través de todo tipo de elementos, como teléfono móvil, walky-talky, grabación y reproducción, etc.

El audífono invisible pasa totalmente inadvertido y presenta unas características técnicas que le permiten cumplir sus funciones con la máxima fiabilidad. Es una herramienta que facilita el trabajo profesional, permitiendo la comunicación discreta entre un centro emisor y la persona portadora del aparato, con una alta calidad de escucha y un sistema especialmente diseñado para evitar las pérdidas de información en los mensajes.

GRABADORAS DIGITALES

Estos pequeños y discretos aparatos tienen múltiples funciones, tanto a nivel particular como profesional. A menudo surgen ocasiones en las que podemos echar de menos tener una grabadora digital a mano. Son casos como algunas conversaciones en particular, una disputa, una situación comprometida... momentos en los que desearíamos que la conversación quedara registrada de algún modo. Las últimas gamas de grabadoras digitales, de última generación, son multifuncionales y cuentan con un diseño que las permiten pasar totalmente inadvertidas. Además, permiten la descarga inmediata de la información que contienen a un archivo de un PC a un CD, etc.

DETECTOR DE BILLETES FALSOS

Detectar billetes falsos se ha convertido en una necesidad básica de protección para las empresas. Uno de ellos, en la actualidad y teniendo en cuenta el valor que alcanzan determinados billetes, puede suponer una grave pérdida para un negocio. La moneda falsificada, algo que se hace mediante técnicas totalmente novedosas, es extremadamente difícil de detectar, y por eso conviene adquirir un aparato que cuente con alta tecnología y que permita evitar pérdidas considerables.

EPÍLOGO

Tras la lectura de este libro, los autores querrían dejar claros ciertos puntos para que este manual sea verdaderamente efectivo y de ayuda para el lector.

La mejor autodefensa es la prevención

Si queremos protegernos de cualquier peligro lo mejor es eludirlo y tomar todas las precauciones necesarias para no encontrarnos nunca en una situación que pueda resultar peligrosa. Para ello deberemos seguir los consejos que ya se han indicado a lo largo de este manual.

Es básico que estos métodos se apliquen a diario. Ésa es la única forma en la que conseguiremos que se conviertan en acciones casi automáticas. Así, nunca nos olvidaremos de cumplirlas, a la vez que no les daremos excesiva importancia. De este modo, estamos adoptando tácticas de protección sin experimentar la constante sensación de asedio, que puede ser muy contraproducente desde un punto de vista emocional.

Defendernos sin preocuparnos excesivamente

Uno de los errores más nocivos en materia de autodefensa es pensar que constantemente estamos en peligro. Eso conduce a un estado de nervios que es un mal aliado para cualquier técnica de autodefensa.

La mejor actitud es estar tranquilos y saber qué estamos haciendo frente a cualquier situación poco recomendable. Sin embargo, estar pensando en todo momento que podemos ser atacados nos lleva a un estado de crispación que nos impediría llevar una vida normal.

Debemos ser observadores, estar atentos e intentar no bajar la guardia. Pero nunca llegar a un estado de nerviosismo tal que nos conduzca a la paranoia.

Practicar artes marciales

Cualquier técnica de artes marciales será muy beneficiosa para nuestra vida diaria. Por una parte, liberaremos estrés. Por otra, aprenderemos a comportarnos con tranquilidad en circunstancias adversas. También trabajaremos la agilidad, la flexibilidad, los reflejos e, incluso, la inteligencia.

Todo ello subirá nuestra autoestima y nos permitirá estar preparados si las cosas se pusieran feas. De todas formas, nunca debemos emplearlas en un momento de peligro.

Por muy buenos que seamos practicando las artes marciales, debemos saber que una pelea real no cumple, bajo ningún concepto, los cánones en los que se desarrollan las luchas marciales. Por ello, en caso de ser asaltados, deberemos emplear esos conocimientos no para agredir de forma indiscriminada sino para conservar la calma y, en todo caso, huir de aquellas personas que nos estan violentando.

Siempre debemos tener presente que nuestro oponente puede, por ejemplo, ir armado, y no estamos preparados para repeler un ataque de este tipo. Así pues, cautela ante todo.